矯正可以不拔牙

趙哲暘 醫師——著

推薦序

結合腦科學理論的不拔牙矯正

國立陽明大學腦科學研究所教授、臺北醫學大學醫學資訊研究所所長
郭博昭

趙醫師是陽明大學牙醫系的校友，從學校畢業二十年，早已經是一位救人無數的名醫。最近他決定回母校繼續在學術方面精進，也考取了陽明大學腦科學研究所博士班，讓我有機會進一步了解他。另一方面，我也好奇一位知名牙醫師怎麼會選擇腦科學研究所，而不是他更熟悉的牙醫學研究所做為其博士研究的環境，而且還找我擔任指導教授？

這一年下來，我逐漸了解他的研究精神，也不禁心生佩服。陽明腦科學研究所是一個以跨領域整合為使命的研究單位，歡迎各領域與腦科學研究結合，一起去發現更多奧祕，開發更多對人們健康有益處的理論與實務。另一方面，研究生也必須脫離原本熟悉的「舒適圈」，勇於挑戰許多未知的領域。尤其是社會地位與生活水準都很高的牙醫師，願意放下身段並犧牲看診服務的時間，重新回學校當學生與黑手，做一些確實辛苦但是不見得能賺錢的研究工

作，尤其難能可貴。趙醫師因此成為陽明腦科學研究所第一位牙醫師背景的學生，這也讓許多教授留下深刻印象。

曾經讓我疑惑的是，趙醫師專精齒顎矯正，怎會找上致力於腦科學與睡眠研究的我來擔任指導教授？其實趙醫師先前已經累積多年的臨床觀察與經驗，明顯感受到透過牙科的矯正治療，可以對身體其他器官——尤其是腦——產生重大影響。為了能夠將這些臨床觀察與經驗，轉換為研究數據與論文，促使趙醫師選擇從腦科學研究重新出發。趙醫師也注意到牙齒矯正治療對於呼吸道的影響，並想探討透過舌頭肌力訓練是否可以改善打鼾症狀，進而讓睡眠呼吸中止症的患者有機會改善其症狀並提升生活品質，這的確是一個非常重要且影響大眾的議題。

本書是難得一見將牙醫學與腦科學進行整合探討的專書。不但回顧了部分先前的學說，也透露了不少趙醫師的創見。書中提到「不拔牙矯正」和傳統「拔牙矯正」方式上的差異以及對病患的影響，並詳盡說明如何進行不拔牙矯正及各項不拔牙矯正的步驟；更搭配淺顯易懂的圖片為讀者解惑，這點相當貼心而仔細。令人眼睛為之一亮的，則是書中加入多個成功案例，透過這些案例也明顯看到呼吸道寬度的改變、外貌的改變及生活品質的改善。

不拔牙矯正是牙醫師與病患為了達到共同目標而努力的矯正療程，其中病患需要努力進行不同部位的肌肉訓練，而這部分很有發展潛力。在腦神經研究中有一個名詞：「大腦可塑性」（neuroplasticity），指的就是透過適當訓練，大腦功能是可以被改變的。書中提及各類口腔肌肉訓練來改變大腦功能，就是一種基於大腦可塑性理論的實作。

於趙醫師這本書中也不難發現，日常一些習慣對於個體的口腔發育著實有顯著的影響。像是書中提及「吃軟不吃硬」對於牙齒發育的影響，既然習慣扮演著如此重要的角色，這不免讓我開始反省自身的日常生活習慣，是否也慢慢影響到自己個體的姿態，進而影響到個體的健康？讀完這本書，讓我深受啟發，而且發現許多值得研究的地方。這本書中或許有些內容較為艱深難懂，但對於醫師、牙醫師及所有社會大眾而言，都是珍貴的知識分享，希望各位讀者可透過這本書得到豐富的收穫。

經歷

中央大學生醫科學與工程學系籌備主任
智慧電子國家型計畫醫療電子召集人
陽明大學研發長
陽明大學腦科學研究中心首任主任
陽明大學腦科學研究所首任所長

推薦序

不拔牙矯正也能美齒

振興醫院骨科部主任
敖曼冠

女兒從小一臉清秀，唯一美中不足的，是牙齒排列不夠整齊。在我成長的年代，這樣的事是見怪不怪的，沒有人會去理會它。隨著臺灣經濟的成長，我們的下一代風行起牙齒掛上「絞鏈」，愈來愈多家長希望子女有整齊漂亮的牙齒。當年的我也順著風潮，帶著女兒拜訪了幾位熟識且知名的牙醫師。這才了解，不是掛上「絞鏈」就能整牙，還要拔去四顆牙齒。

惜物成性的我，想到要拔去四顆好端端的牙齒，實在是捨不得。直覺就感到不妥，幾經思量，還是維持女兒的天然美吧！沒想到在女兒三十歲時，我認識了趙醫師，得知矯正可不必拔牙。現在女兒居然在沒拔牙的情況下完成治療，達成了我們多年來美齒的願望。看了哲暘推廣這種做法的新書初稿後。我是既驚又喜且感激。

驚的是：好險沒有隨著風潮讓女兒拔牙來整牙。看了書才曉得：那豈是犧牲了四顆牙的問題？其後衍生的問題，對咬合、咀嚼、呼吸、發聲、體態及整體健康都有深遠的負面影響。曉得後真是心驚地暗自慶幸。

喜的是：女兒在我的因緣下能夠得到最佳的選擇，並遵從趙醫師配合整體考量的治療方式，潛移默化之下，女兒更養成照顧自己的牙齒以及整體健康的習慣。為了子女活得美麗、健康，這是我們所能提供最好的禮物。

感恩的是：沒料到哲暘為了解決我們認為的小缺憾，費心做了那麼詳盡而周全的考慮。他這種無怨無悔、不計代價、堅持自己理念的做法，不僅符合了醫師的誓詞，首要一切以不傷害為原則，更是醫者的最佳風範。這是醫界以及所有民眾的福氣。

哲暘這本書對醫界及一般大眾都是非常有價值的。書中對於這種做法的理論解說剖析完整周詳，更佐有許多實例的印證，這可看出哲暘的用心良苦。如此具體而詳實的說明應該能得到醫界同仁的認同，期望它可把醫療帶往更高、更理想的境界與水平。對一般大眾來說，有些專門的術語以及理論或許顯得稍微艱深，至少你應該會因為書中這種用心、專業、負責的氛圍受到感動。

重要的是，如果你能接受這種觀念，為自己或親友做出最明智的選擇，相信將使他（她）們一生受益。難能可貴的是，書中更提供了一些自我檢測及訓練的方法，讓你的口腔、呼吸道、姿勢體態變得更健康。相信如果自己按照書中的方法去實行，一定可以收到整體保健的效果。同時也可建立起「健康是自己的責任」的觀念。

我是親身的受益者，有幸能看到新書的初稿。感恩、感動之餘，迫不及待地樂於作序，願書能早日出版，我可以更確定地告訴大家：矯正可以不拔牙！衷心推薦給所有有緣人，希望大家都像我一樣幸運，能受惠於趙醫師的用心及他努力在「不拔牙矯正」領域的理念與職志。

推薦序

口腔健康是全身健康之本

吳明珠中醫診所院長、中華經絡美容醫學會名譽理事長
吳明珠

別再以為牙齒只能咀嚼食物！口腔內的牙齒狀況可以反應全身的問題！趙哲暘醫師這一本好書《矯正可以不拔牙》，真的是一本集合養生、口腔解剖、矯正專業、口腔復健、口腔肌肉訓練、頭骨律動及肌動力學等的著作。尤其，原來我們的牙齒不管年紀大小都在律動，只是移動的量非常細微！

其實在中醫理論中，口腔更是人體健康的重要樞紐，因為「它是任督二脈交會之處，也是五臟六腑所貫通之處」。督脈循行於人體背後正中線，由下（尾骨之長強穴）往五上經腰、背、項、頭、面，走到上顎的齦交穴（上唇繫帶與齒齦連接處）；任脈則循行於人體前正中線，由嘴內舌頭、下顎處往下行走，經下巴、頸、胸、腹到會陰穴。任督二脈經由舌頭抵上顎牙齦後方來相連。

五臟六腑的精氣，經由經絡運行輸布齒齦。牙齒及牙齦強健與否，也反映了五臟六腑精氣是否充沛。牙齦同時是中醫望診的依據之一：「齦為胃之絡」，上排牙齒、牙齦位於足陽明胃經的循行路線；下排牙齒、牙齦則在手陽明大腸經的路線中。從牙齦的變化，可以自我檢測五臟是否健康。

齒為骨之餘、腎之餘；齦為胃之絡。從中醫書《辨證奇聞》中早已記載門牙、小臼齒、大臼齒各有相對應的臟腑經絡關係。《瘍醫大全》裡，四顆上門牙是屬心經；下門牙屬腎經。而在《辨證奇聞》中，經絡的對應是左右、上下對稱的，因此書中指出，上下八顆門牙都屬心包經。牙齒由三叉神經支配，而且口腔的位置又很接近腦幹，咀嚼、吞嚥的時候，大腦皮質區的血液循環量會增加，也能活化腦神經細胞。所以「藥王」孫思邈在《千金要方》養生十三法中提出「齒常扣、細嚼嚥、舌常舔、津常嚥」，這是他活到一百四十一歲才仙遊的養生大法。就是要微微合上口，上下排牙齒無須太用力地互叩，但牙齒互叩時須發出聲響，輕輕鬆鬆、慢慢做三十六下。這動作可以通上下顎經絡，幫助保持頭腦清醒，加強腸胃吸收、防止蛀牙和牙齦骨退化。

透過閱讀趙哲暘醫師這一本好書《矯正可以不拔牙》，會更懂得寶貝我們的牙齒，因為養生的基礎就在我們的口腔裡——這真的是一本值得收藏的養生現代工具書！

推薦序

結合整體醫學，將牙科矯正推向新境界

前高雄醫學大學口腔醫學院院長、前中華牙醫學會理事長

謝天渝 教授

之所以結識趙醫師，其實是透過朋友介紹，才知道北臺灣有一位小老弟，默默在牙科界耕耘。對於邀序，起初我很猶豫；雖然都屬牙科，但是專科別不同之下，怕無法給讀者客觀的建議。況且我近幾年的研究重點，多半著重在口腔癌以及整體醫學的研究；齒顎矯正方面，說實在的沒有太多涉略。不過後來得知趙醫師早年對口腔癌防治也很用心，長期協助衛生所的口腔癌篩檢，應該真的有不少貢獻，我還是第一次遇到牙醫師開業，衛生所會送匾額的，於是我對趙醫師開始有那麼一點好奇，也對他的書感到興趣。

在認真拜讀之後，雖然有些內容對一般讀者來說，可能會有些難度，但是他非常用心，試圖傳達各種相關性的知識給一般社會大眾。雖然我對齒顎矯正的治療並無太深入的研究，但是對自然醫學的相關領域就不陌生了。因為本身對於口腔與整體醫學以及口腔醫學與經

絡、針灸有一些相關研究，所以對於書中提及的能量測試或顱薦骨在齒顎矯正上的應用，並不意外——早年一些非醫療背景的人不當使用一些能量測試，可能因此造成了一部分的大眾對這些療法產生誤解，但是在嚴謹的自然醫學研究下，這些療法是有其意義與功效的，只是或許還有進一步研究的空間。

以自然醫學的角度來看，矯正牙齒可以不拔牙的話，當然最好。但是就如我自己的拙著也有提到的，牙醫師不能只憑患者的主訴或要求，輕率地給予治療，應該要耐心地傾聽症狀、甚至透過 X 光輔助，或全身能量的測試，找出患者隱藏的內在訊息，一一思考、找出徹底解決的辦法。

口腔除了是身體養分的來源，也是許多致病源的入口，當然隨著口腔的肌肉與顎骨的相對關係，我相信對鼻道、呼吸、以及整體健康是有影響的，有時候人們就是常常忽略以為螺絲釘不重要，卻沒想到這顆螺絲釘可能是造成身體嚴重問題的源頭，所以看到趙醫師新書的內容，我很訝異：齒顎矯正前竟然做了那麼多資料的蒐集與評估！不只全口 X 光，連 3D 電腦斷層的許多切面都仔細評估；問卷更超乎我預期，有些問題恐怕會讓一般人懷疑「怎麼矯正牙齒要問那麼多？」但是對於有自然醫學背景的我來說，我知道這些都是可能造成影響的因素。

我猜想趙醫師應該花了非常多年的時間去進修與整合。促進患者的健康一直是醫者職志，雖然努力的跑道不太一樣，但是我很高興看到臺灣有牙醫師勇於打破傳統，學習並研究促進民眾健康的方法。在此感謝趙醫師的努力與付出，結合整體醫學，將牙科矯正醫學推向另一境界，意義非凡！盼此書的出版對讀者和醫學界都有長足的助益和影響。

推薦序

仁心仁術，「全人牙科」式治療

聯合晚報發行人、評論工作者　黃年

人們談醫師，常說：仁心仁術。

仁術，是說醫療才能的水準；仁心，是說醫師的人格樣態。

我是哲暘醫師的病人，所以領略過他的醫術。哲暘是我的世交，他以兄輩稱我，所以我也看到他在人格上的成長過程。

約二十年前，我開始請哲暘治齒；也像一般病人，躺在牙科椅，繫上圍巾，到後來咬著一塊紗布回家。他在土城主持的診所，生意極好，看他簡直忙不過來。我上門求診，兩人除寒暄幾句，沒什麼交談。

到了近年，他在臺北市忠孝東路又開了另一處診所，各項配備顯然精良及寬裕得多。這時，我再來求診，每次他都像教授上課一樣，打開螢幕，手持牙齒模型，侃侃而談，把我帶入一個奇美的牙醫新知世界。我原以為他特別對我如此，後來知道他也常如此對其他病患。

聽他「上課」，完全改變了我對「牙痛醫牙」的觀念。我請他看牙，他卻談到咀嚼、吞嚥、發音、呼吸、肺、橫膈膜，再談到頭顱、頭薦骨律動、頸椎、脊椎……從牙齒看全身，從全身看牙齒。牙痛不再是醫牙，而是牙痛要在全身找尋治療方法。這是哲暘「全人牙科」的理念。這時，病人不止是位牙痛的病人，而是一個「全人」。

這是哲暘的「仁術」，將病人視為「全人」。

二十多年來，哲暘看我的牙，我則在旁欣賞他的人生旅程。他從土城到忠孝東路兩個診間的路程，不僅是他追求醫術精進的路程，也是他追求人生意義及人格內涵升級、晉階的路程。

在我眼中，他不再是一位普通的牙醫師，而是對醫術理論及醫學倫理的未來深具憧憬，並欲對之有所增益的一名鬥士。我從他為我上課的眼神及語態中可以感受出一種先驅者的情懷。

哲暘推薦我看一本書《信念的力量》（作者為Bruce H. Lipton），這是我第一次接觸「表觀遺傳學」的概念；此書從醫學談到科學、談到倫理學、談到哲學，再談到神學。進入了「進化論」，又超越了「進化論」。我讀了，頗得啟示，也發現了：一位醫師的成長也是天外有天。

一位醫師的完整人格，不能只停留在醫術，而要在倫理境界上有所追求、執守及實踐。

所以，一位完整的醫師也是一位「全人」。這樣的「信念的力量」，應當也是哲暘的自我期許，也是他的「仁心」。哲暘現在是陽明大學腦科學研究所的博士班學生。牙醫讀腦科學，這顯示哲暘對醫學的「全人」追求，也映現了哲暘對自我人生的「全人」追求。

本書的書名是《矯正可以不拔牙》。若把哲暘看成一位「不主張非拔牙不可的牙醫師」，也許可看到他對病人的關懷，也可看出他的自我要求。

仁心仁術，為哲暘喝采，為哲暘加油。

推薦序

推廣醫療知識，創造醫病雙贏

陽明大學牙醫學系教授
李士元

隨著民眾的健康意識逐漸抬頭，醫療類的知識不斷被搜尋與注意，我覺得這是非常好的發展。不只牙科，每一科醫師都可能因某些醫療處理有其複雜性，而期盼患者有更豐富的相關常識與認知，才能與醫師做良好的溝通與配合，致使療效達到雙贏的結果。近年來，我發現各科都有愈來愈多醫師，願意出書與社會大眾分享醫學的常識或心得，這是一個良好互動的開始，不過也由於臺灣的言論自由，出書並不是那麼困難，自然引起爭議的書也不少。雖然如此，我仍然覺得只要立意良善，能以病患福祉為最重要的考量，醫師們依據自身累積的臨床經驗，佐以實際的案例與論證撰寫成書，持平且充分地揭露資訊，與同儕良性互動，進而嘉惠社會大眾，仍是非常值得鼓勵。

哲暘是我的學弟也是我的學生，他這次發表的矯正專書，和目前的主流做法很不一樣。

說實在的，我沒有涉獵這個領域，對於傳統的矯正已是非常陌生，更遑論對這本書能有什麼建設性的看法。今日為書寫序是因為和哲暘相識甚久，我很佩服他勇於挑戰權威與務實的整理功力，且深信他做學問的態度與求知的精神。雖說他提倡的想法有些另類，但也絕非憑空想像，例如他追尋德國的曼佐博士、日本的齒科矯正學權威近藤悅子（Dr. EtsuKo Kondo）美國的DNA appliance系統等，都有一群忠實的擁護者。翻開書的內容仔細閱讀後，我發現學弟應該花了非常多時間和心力，才有辦法整合那麼多不同領域的知識。有些看似和牙科診療沒多大關係的資訊，卻是他多年經驗所淬鍊的心血。這些想法或許當下不被重視，甚或被認為與治療不相關。但是隨著醫學不斷進步，以前認為不可能或做不到的，在未來也不見得無法實現。所以我很肯定他這種勇於突破，並且不斷追求新知以及研究的精神，更欣賞他對病患照護的全面性與用心。

矯正拔牙並沒有錯，但是，如果可以多一個選擇，不用拔牙也能矯正的話，不失為矯正患者添增另一福音，很值得矯正醫師共同來研究。看了他書中的案例，我很高興他能提出實例來佐證他的論點。雖然還不能立刻斷言他所提倡的理論適用於所有病患，但至少已證明有其可能性。書中案例都附有3D電腦斷層、CEPH側顱分析、口內外照片等輔助說明，這些以科學方法所做的紀錄與分析，配合書中詳細的矯正做法，提供了很好的專業素材供專家們討論，也展現了哲暘負責任的態度。

儘管已經累積了不少經驗，哲暘也知道自己並未受過完整的科學研究訓練，對於創新理論的建構與專業學術論文的發表仍有不足之處；加上他對於牙科與腦部互動的研究領域非常著迷，他今年更以近半百的年紀，重新踏上求學之路，進入陽明大學腦科學研究所博士班就讀。

本書另一特點是除了討論專業的治療外，書中有滿大的篇幅，哲暘嘗試以深入淺出的方式介紹他的信念給社會大眾，並強調良好的習慣有助於治療的成效。這點我覺得很好，而且也很有道理，本來就有許多疾病，養成良好習慣就能達到預防保健的效果，而在接受治療時也才能確實掌握療效。最後，我要祝福所有的讀者，希望大家身體都能夠愈來愈健康，也在此鼓勵更多臺灣的牙醫師，一起來投入更多有益於民眾健康的研究，在良性的競爭下，我相信臺灣一定會更好。

目錄

目錄

第5章 不拔牙矯正這樣做

第6章 把握矯正黃金期

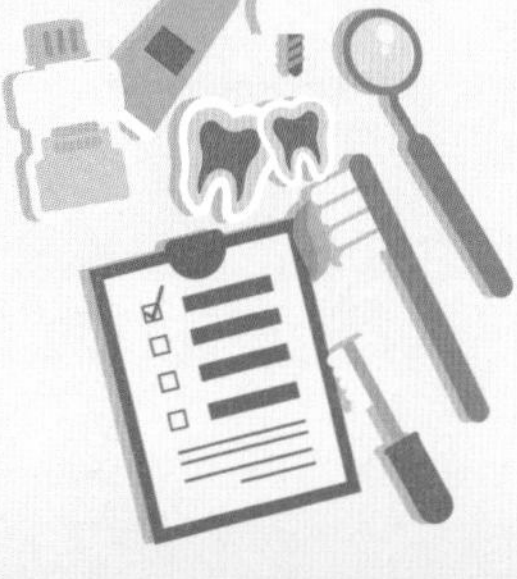

目錄

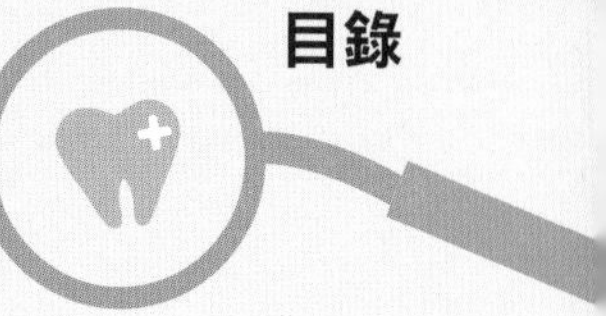

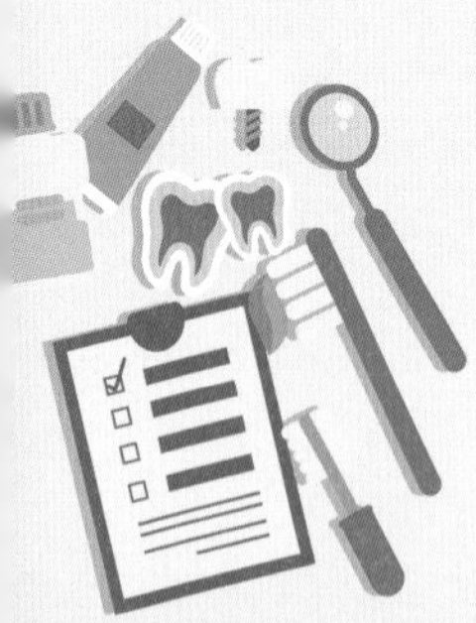

前言

是理念也是終生職志——不拔牙矯正

醫學在進步，不同的治療理念逐步發展，全人整合醫學逐漸成為顯學。齒顎矯正治療自然無法自外於整合治療的趨勢，特別是牙齒與頭顱骨的密切關係——無論是頭顱律動影響上下顎骨發育；可能出現鼻道狹窄或是容易往後壓迫舌頭；牙齒排列影響舌頭活動空間，進而影響咽喉氣道；飲食精緻化導致顎骨發育不足——現況下，兒童口顎系統的發育愈來愈不理想，臺灣尤其嚴重。

靠診療工作只能幫助到少數病人，因此寫下這本書，希望可以透過書籍或更多平臺，將這些健康知識推廣出去。

書中除了闡述我個人的治療理念，寫作的第二個目的，是希望為患者建立正確的矯正態度與觀念，避免繼續受到不良習慣的影響。不管矯正過程有沒有拔牙，都必須先面對自己、找出根本原因，看看自己是否習慣口呼吸，咀嚼、吞嚥、發音、表情方面是否有不良習慣。要掌握齒列不整與咬合不正的原因，必須從改變習慣做起，醫師只能提供協助，真正幫助自己的還是自己。

疾病之所以產生，除了少部分因遺傳或意外所造成，大部分還是不良習慣所致。口顎系統的功能異常則更為深遠，因為是從父母養育孩子就已經開始，而且直接影響到維持生命的呼吸與進食兩大系統。如果口顎系統發育良好，孩子勢必健健康康；口顎系統有狀況，不管是上呼吸道狹窄或是咀嚼能力變差，對孩子的健康都會有負面的影響。

這一切的改變，只能在喚起病人的自覺與重視後，讓病人自發改變，才能加快矯正的速度，也才有可能在矯正結束後，維持牙齒的整齊排列及美觀。

這些年來，從嘗試不拔牙矯正的技術開始，藉由 DNA system 矯正系統的課程邁入上呼吸道健康的重視，再經由脊骨牙醫學（chirodontics）的知識理解到牙齒咬合對於上呼吸道、睡眠品質，甚至體態平衡的深刻影響。過去幾年開始重視所謂頭薦骨律動（craniosacral therapy）與上下顎骨的相關性，加上國外發展十多年的 ALF（Advanced Lightwire Functional appliance）調控頭薦骨律動的技術，雖然還是單純在口腔內做治療，但是已經可以藉由牙科矯正裝置來輔助調整頭顱的律動，甚至可以搭配應用肌動力學（applied kinesiology），藉由一些簡單舒緩顱骨（Cranio-Somatic Therapy）的療法加快齒顎矯正的進行。

技術看似愈來愈複雜，可是臨床操作卻相對單純，比較有機會針對問題做解決。雖然還有許多需要學術驗證、辨證的部分，但是穩定且理想的治療成果，國內外比比皆是，下一步就是嘗試整理與學術發表。

如上所述，現今齒顎矯正的方式可能已非傳統牙科的知識可以涵蓋。我個人目前進入國立陽明大學腦科學研究所博士班就讀，看似與齒顎矯正沒有相關性，實際上，藉由功能神經學（functional neurology）輔助診斷小腦、中腦、橋腦、甚至大腦對於體態平衡的調控，再考量到舌頭有眾多腦神經的調控，以及舌頭功能與大腦諸多的關聯性，從腦科學切入的齒顎矯正技術，以及眾多神經肌肉與平衡系統調控的方式，相信是下一個世代的矯正治療方向。

期望透過本書的粗淺介紹，讓大家對於齒顎矯正有不同的概念。雖然與目前主流的齒顎矯正技術有所不同，但不管哪種做法，我相信每位醫師都是想盡辦法為患者解決問題，只是每個人的做法有所不同。如果您對這本書感到認同，覺得有收穫、有幫助，歡迎分享；若有其他見解，也請不吝賜教，我非常願意學習。

讀者朋友若對本書有任何指教，歡迎在Facebook網站搜尋「趙哲暘醫師」，至專頁參與討論。若為專業醫療人員，歡迎參與臺灣整合口腔矯正醫學會活動，或來信交換診療看法。

第 1 章

牙齒矯正可以不拔牙？！

一 拔牙矯正對身體的影響

牙齒矯正是否拔牙，傳統上，牙齒矯正醫師會依據牙齒是否有足夠的排列空間所決定。顎骨大小足夠與上下顎骨的相對位置適當，就可以提供牙齒足夠的排列空間，以及合適的上下排牙齒的咬合對合；相反地，如果顎骨狹窄，牙齒的排列就會被迫凌亂，甚至有一些人會出現暴牙、小下巴或戽斗的狀況。

在無法擴充空間的情況下，傳統做法只好拔掉幾顆牙齒，以創造空間，讓牙齒凌亂的問題可以獲得解決。不過愈來愈多人不想犧牲健全的牙齒，如果有辦法擴充空間，就希望不要犧牲任何一顆牙齒。本書要向大家介紹的，就是擴充空間的觀念與技術。

傳統矯正的做法與影響

首先稍微介紹一下傳統矯正的做法與影響。顎骨大小與位置，常常是矯正醫師決定拔牙或不拔牙的關鍵。面對狹小的顎骨、或是不理想的上下顎骨相對位置，為了獲得理想的臉型，通常只好妥協，以拔除牙齒的方式，讓較少數量的牙齒得以在空間狹小的顎骨上排列整齊，甚至透過特別設計的拔牙方式，讓上下顎骨相對位置不理想的狀況，稍微獲得改善。

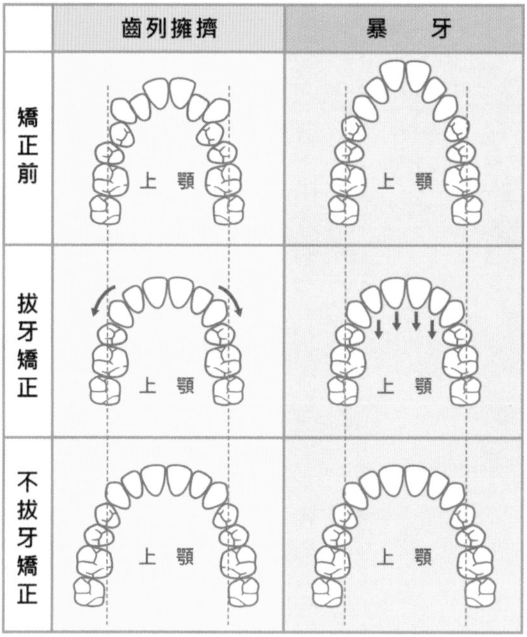

圖 1-1

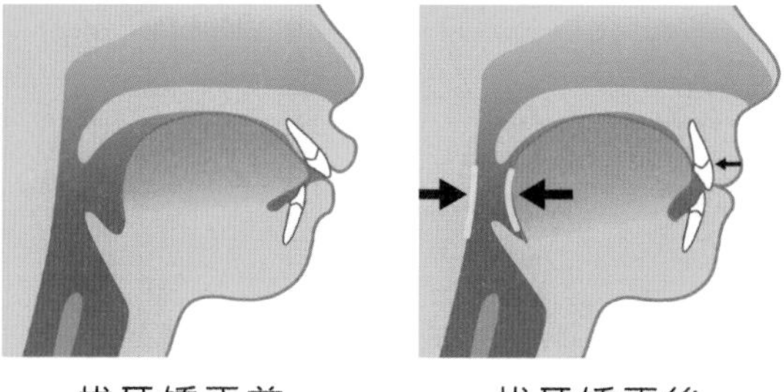

拔牙矯正前

拔牙矯正後
咽喉氣道變窄

圖 1-2

只是，在看起來一切美好的安排下，卻可能隱藏著一些危機。

通常拔牙矯正會選擇拔除小臼齒，以獲得空間。拔除小臼齒後，雖然牙齒排列整齊，或是暴牙狀況改善了，可是舌頭活動空間卻可能因此變得不足，進而壓迫到咽喉氣道的空間，長期影響呼吸能力，甚至可能造成打鼾與睡眠呼吸中止症。

拔除小臼齒後，上顎骨容易變窄，由於人的上顎骨隨著年齡增長，有變小的趨勢，一旦拔除牙齒做矯正，等於提早讓上顎骨窄化。一來可能容易讓鼻道變得狹窄，二來可能因為上門牙後退，讓下排接觸的下門牙被導引，容易造成下巴往後移動，舌頭活動空間因而受到更多限制，咽喉氣道更加狹窄，甚至因為下顎骨往後移動的關係，讓顳顎關節受到壓迫而容易出現不適的症狀。

牙齒與身體器官的對應

有研究指出，牙齒與身體器官之間有著密切的關聯。一旦有牙周疾病、蛀牙蛀到神經、填補過銀粉，甚至被拔除，都可能對相應器官造成影響。

您可能想問：有這麼嚴重嗎？不妨試試以下這個簡單實驗，這是根據應用肌動力學

（applied kinesiology）的肌力測試與牙齒對應器官研究所做的對應。

單手平舉啞鈴

1. 先找出適合自己的重量，例如二公斤或是三公斤的啞鈴。
2. 用手指著有症狀的牙齒，平舉啞鈴。蛀牙、填補過銀粉、做過根管治療的牙齒，甚至已經被拔除牙齒的位置，一般會覺得啞鈴舉起來比較吃力。
3. 如果啞鈴舉起來比較吃力，查一下對應器官，例如上排第一大臼齒對應器官為胃。
4. 用手指著相對應的器官例如胃，再平舉啞鈴，會覺得啞鈴舉起來比較吃力。

為了測兩者的相關性，可以在對應器官的皮膚表面用手揉一揉，大約二十次後，再平舉啞鈴，可以發現啞鈴比較容易舉起。

1. 手改指著剛剛的牙齒，再平舉啞鈴，會覺得啞鈴更難舉起來。
2. 用手揉揉牙齒與牙齦，再平舉啞鈴，可以發現啞鈴比較容易舉起。

3.再用手指著相對應器官，用手平舉啞鈴，會覺得啞鈴更難被舉起。

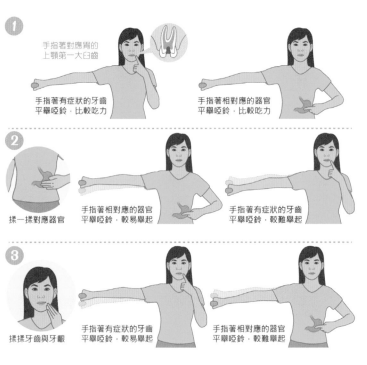

圖 1-3　單手平舉啞鈴實驗

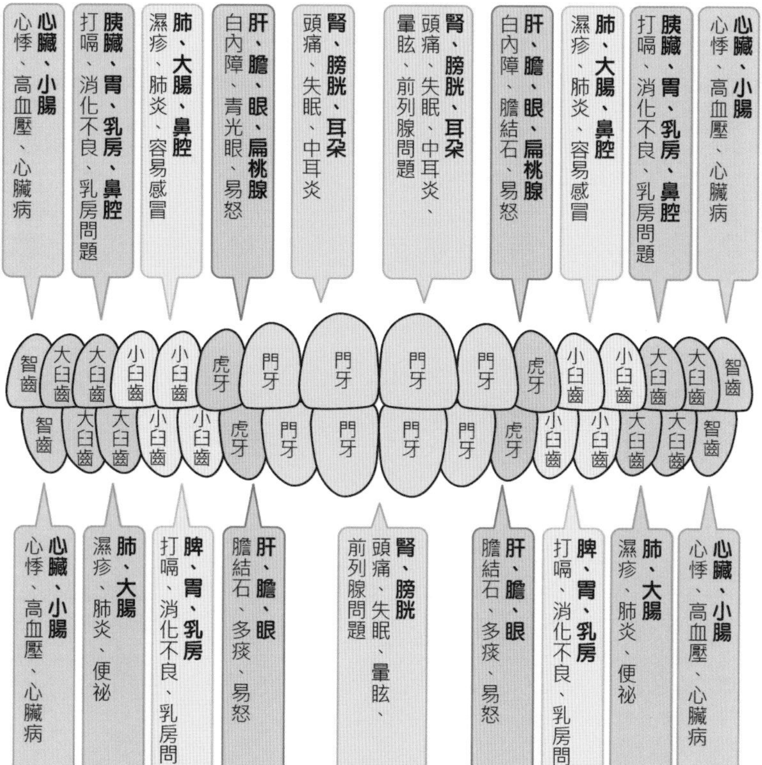

圖 1-4　牙齒與身體器官的對應

牙齒與對應的器官之間像是有連通管一樣，能量能互相傳遞：牙齒能量增加時，器官能量減少；器官能量增加時，牙齒能量降低，非常神奇有趣。

當然，能量測試是信者恆信，不信者恆不信，大家參考就好。原則上，牙齒就是該照顧好，不然身體一定會付出代價，這是科學已多次證實的。

拔牙為上策？

透過拔牙來獲得牙齒排列空間，有其一定的功效，這是目前臨床治療上的主流做法。但是，已經有不少國際級矯正大師都開始呼籲，不要以拔牙做為牙齒矯正的第一選項，可是，不拔牙不就違反顎骨狹窄無法排列牙齒的前提？或是不拔牙矯正，結果變得一口暴牙？

不拔牙矯正本來就是一個選項，一般醫師約有三成到五成的患者不靠拔牙來改善齒列不整的問題，而是輔以大量的舌頭與嘴唇訓練，改善口腔周圍肌肉功能；或是靠修磨牙縫、打骨釘來協助。不過，真正不拔牙矯正的理念是正本清源，嘗試透過擴張顎骨，幫助病人重新獲得足夠的顎骨大小，甚至以非手術的方式，將顎骨移動到適當的位置。本書推廣的就是師法自然的方式，一來提供讀者舌頭與嘴唇功能的正確觀念與練習方式，二來讓大家了解，透過合適的功能性矯正裝置確實可以擴張與移動顎骨。

成功的案例很多，本書將舉各類型的代表案例做說明。

二 重新思考根本成因——認識不拔牙矯正

指導我入門齒顎矯正治療的醫師，曾經在課堂中不斷地提醒：「矯正是違反自然的。」這句話沒有錯，因為一個人從小到大的飲食、咀嚼、吞嚥、發音、表情與姿勢等習慣，造就了牙齒整齊或是不整齊的現況。牙醫師想要透過醫療的手段，將不整齊的牙齒排列整齊，等於違反病人原本正常的生理與習慣，所以可以說「矯正是違反自然的」。

也因為這樣，矯正結束後必須放上空間維持器，甚至嚴謹一點的醫師，還會放上固定在牙齒表面的固定式空間維持器，讓違反自然、好不容易獲得的矯正成果得以維持。不然，讀者們也許想像不到，根據統計，矯正結束後，竟然有高達七成的病人，會再度回到原來的問題，這是因為牙齒依舊受到不理想的飲食、咀嚼、吞嚥、發音、表情與不良姿勢的影響。也就是說，醫師用愈大的力量與愈強制的作為所獲得的結果，未來牙齒再度凌亂的問題可能就會愈嚴重。如果持續透過空間維持器來維護牙齒排列，醫病雙方便可以對此視而不見；但是一旦沒戴空間維持器，牙齒位置跑掉的老問題終究會浮現。

想要不拔牙達成齒顎矯正的目的，並希望在矯正結束後，整齊的牙齒不再凌亂不堪，甚至讓呼吸道保持暢通，而且不會引起顳顎關節症狀，對現今矯正醫師來說，都是正在努力追求的目標。對我個人而言，就是要重新思考齒列不整與咬合不正的根本原因，如果可以了解到引起齒列不整與牙齒咬合不對位的關鍵，齒顎矯正的治療確實有機會同時達到上面的目標。

擴張顎弓，擴充空間

案例一是一位國中的孩子，要讓這個孩子的牙齒排列整齊，以往拔除牙齒是唯一的手段。但是這個孩子同時有過度狹窄的牙弓與上

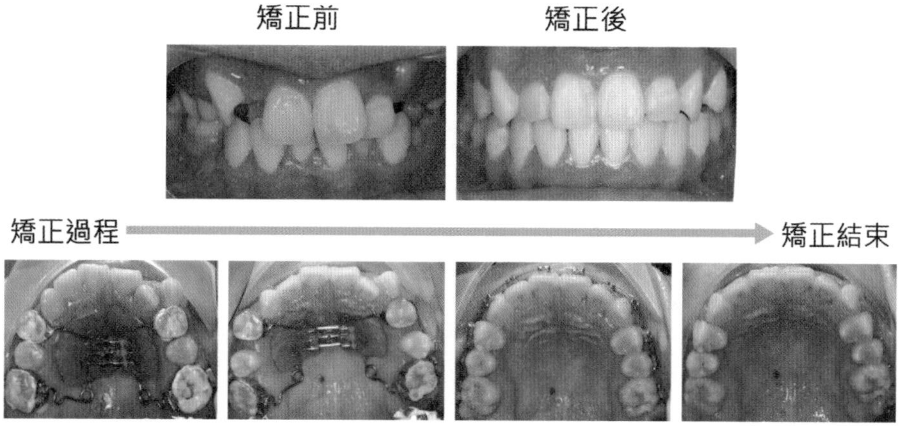

圖 1-5　案例一

顎骨頭發育不足的狀況，這讓我掙扎：如果就這麼拔了孩子的牙齒，雖然可以讓牙齒變得整齊，但是勢必會產生一些後遺症。所以我用固定式的顎弓擴大裝置來引導，協助上顎牙弓慢慢擴張，半年內，就獲得將牙齒排列足夠的空間，同時也讓鼻子功能改善、臉型也變得漂亮。

由此可知，顎骨的擴張與牙齒的排列是現今矯正醫師可以重新省思的方向：除了拔牙創造空間，其實還有其他辦法，就是擴充空間。尤其是在發育年齡的階段，顎骨有足夠的彈性可以調控，只要孩子和家長有心配合，成長中的孩子絕對可以透過顎弓擴大引導裝置來改善齒列不整的問題。

這個臨床案例，不僅讓我更加擅於使用顎弓擴大引導裝置，也讓我對牙齒矯正影響上呼吸道的認知，有了深刻的感受。十多年前為了做好人工植牙，狠下心來投注了近千萬購買牙科電腦斷層等高端設備做為手術的輔助，雖然負擔很重，但是也從此扭轉我對牙科的認知。從以往只專注於牙齒，慢慢轉到牙齒、牙齒周圍骨頭，甚至鼻道與咽喉氣道，重新用全人的角度看待牙科。

透過 3D 影像的觀察與比對治療成果，赫然發現，透過牙科矯正裝置適當地將過度狹窄的上顎骨擴張，不僅可以紓解牙齒凌亂的程度，也順利讓狹窄的鼻道獲得擴張的機會。這是因為上顎骨頭是左右分開的兩塊顱骨，在牙科矯正醫師透過裝置擴張上顎骨的同時，等於將包覆鼻道的左右兩塊上顎骨頭同時往左右擴張，當然可以輔助解決鼻道狹窄而容易鼻塞的問題。這在很多醫學文獻都已經發表過。透過功能性矯正裝置（第五章將進一步介紹並說明），不僅可以改善牙齒排列，也可以改善鼻道寬度，甚至可以改善咽喉氣道的暢通程度，降低鼻塞過敏及打鼾症狀。

已有大量的臨床案例可以驗證，透過擴張牙弓與顎弓，能有效幫助牙齒矯正的進行，以及上呼吸道功能的改善，而牙弓的擴張，尤其在混合齒列的孩子——也就是國小學齡階段——效果更是快又好。只要臨

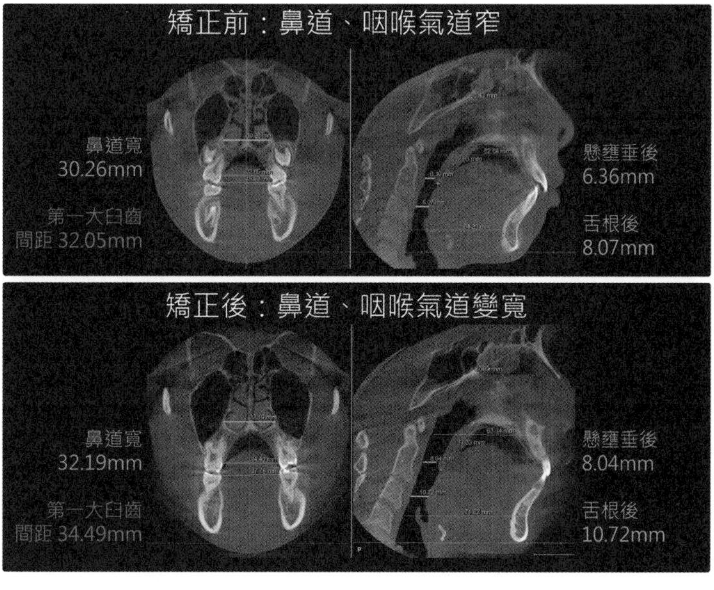

圖 1-6　案例一

床診斷有暴牙、小下巴的狀況，通常會有上顎骨頭狹窄的問題，同時會有狹窄的鼻道，鼻塞的機率比較高。這時透過簡單的顎弓擴張引導裝置，就可以輕易改善鼻子容易鼻塞的困擾，當然，改善鼻塞不是主要目的，關鍵在於恢復上顎骨的理想大小，讓整個頭顱骨的發育可以回到正常軌跡，牙齒也有足夠的空間可以排列整齊。另外，搭配吞嚥訓練裝置，例如 Myo-functional Reaserch Company 的 T4K／T4A 等吞嚥訓練裝置，排列牙齒的同時也改善吞嚥等口腔肌肉的功能，就可以在短時間獲得理想的牙齒排列與上下顎骨的正常發育。

牙齒排列是否整齊，不單是遺傳的問題，更是咀嚼、吞嚥、發音與表情等舌頭與口腔周圍肌肉功能是否正常的結果，所以齒顎矯正的治療，愈早開始愈好，盡早改善顎骨的發育與舌頭等肌肉的習慣，可以減少後續拔牙治療的機會，或是減少後續恆牙齒列矯正的難度。如前面的案例所見，透過不拔牙的方式將擁擠的牙齒排列整齊已經不難。特別是十五歲以下的孩子，還處在生長的高峰期；只要採用適當的方法，不僅牙齒容易排列整齊，也可以提早改善上顎骨或是下顎骨發育不理想的狀況。

改善暴牙及小下巴，學習力加倍！

現代社會飲食過度精緻化的狀況下，顎骨想要發育理想，似乎變得愈來愈困難。小學生牙齒凌亂或有暴牙、小下巴或戽斗的比例似乎愈來愈高。如果可以在四到六歲及早診斷，確認牙齒與顎骨的發育問題，不僅可及早治療，治療的方式也較為簡單，效果則是加倍理想。

案例二這位小學生有嚴重的鼻塞過敏，合併暴牙與小下巴的臉型。這是標準的上顎骨頭太窄、下顎骨頭後縮的狀況。在引導上顎骨適當擴張後，六個月後就可以讓上排牙齒有足夠的排列空間，舌頭也有足夠的活動空間。另一方面透過吞嚥訓練裝置的協助，除了讓孩子做大量的口腔周圍肌肉訓練，也藉由吞嚥訓練裝置的特殊設計，同時讓過小的下巴習慣前移。再搭配體態平衡的訓練，同時活化左右小腦，讓孩子不僅牙齒排列整齊，臉型美觀，鼻子功能改善，身體平衡的結果讓左右大腦的發育也獲得平衡，治療的效果遠比傳統矯正需要等到十二歲換完牙的方式簡單，而且效果顯著。

即使換完牙齒還需要做二次矯正（單純排列整齊），費用與時間也會節省很多。重點是讓顎骨甚至頭顱骨獲得適當的發育，還在求學階段的孩子便能有一個良好的身體，能專心又有精神、有體力，學習力絕對加倍。其實很多媽媽都和我分享，孩子開始矯正後，性情變穩定了、能專心了，甚至成績變好了……這些都不是奇蹟，而是孩子的身體條件變好了，學習力當然提高，可見及早治療將是未來齒顎矯正治療的主流趨勢。

戽斗可以早期治療

現在孩子出現戽斗臉型的機會愈來愈高。戽斗臉型常呈現中臉部凹陷，臉型不理想，孩子往往容易自卑。想要矯正而向矯正醫師諮詢，大部分醫師擔心是遺傳問題，總是建議十九、二十歲時再進行手術性矯正治療，譬如正顎手術。但是孩子必須以不美觀的臉型度過青春期，甚至因此遭到嘲笑，影響自

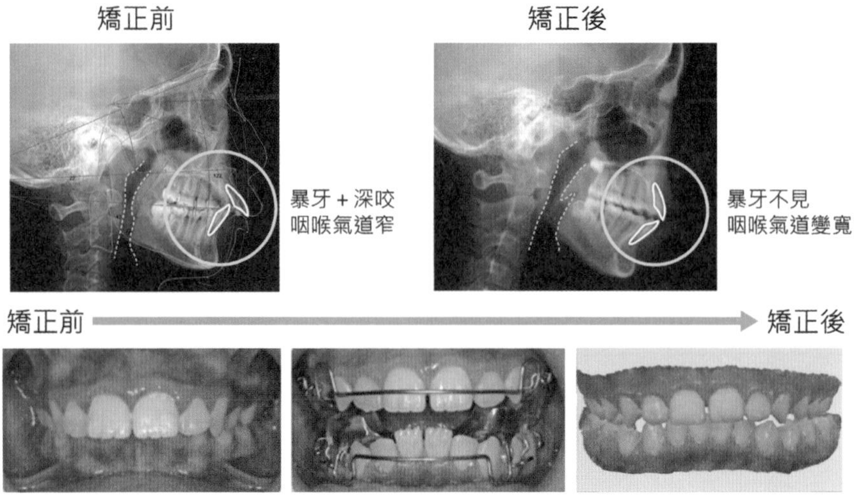

圖 1-7　案例二

信，對身心發展有時候是不小的壓力。

事實上戽斗的形成，除了遺傳因素，還必須考慮到頭顱骨異常的律動，以及特定的吞嚥、發音與姿勢的異常習慣，加上習慣單邊咀嚼而容易下巴歪斜。只要盡早介入處理問題、治療，戽斗常常可以在很短的時間內獲得改善。

案例三一樣是國小的小朋友，來的時候是典型的戽斗，中臉部明顯凹陷，舌頭總是習慣放在下排牙齒的舌側。這是因為上顎骨頭過度後縮，導致

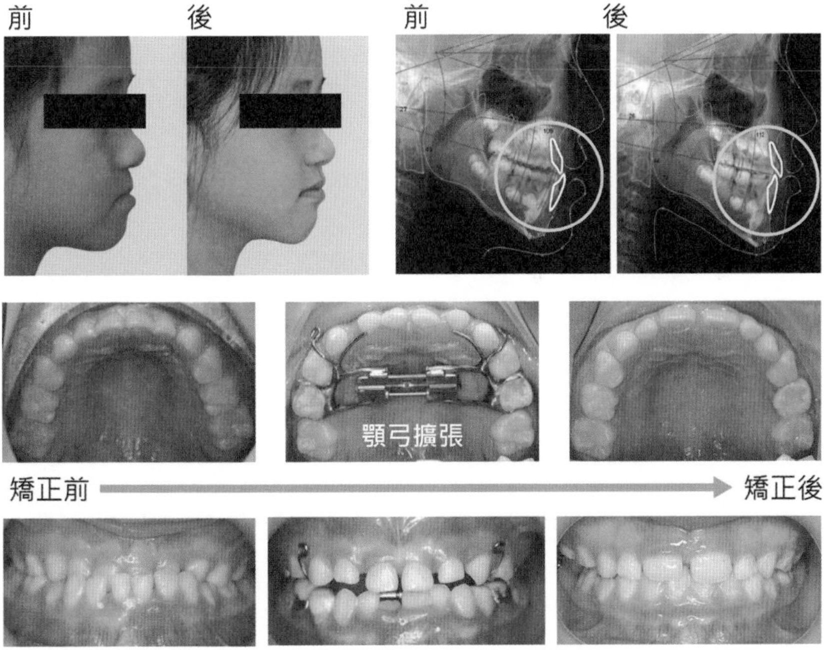

圖 1-8　案例三

舌頭沒有辦法隨時輕貼在上顎；下巴被舌頭愈推愈往前，上顎骨卻因為舌頭的位置錯誤，反而讓上嘴唇周圍的肌肉變得容易用力，反過頭來抑制了上顎的生長，造成戽斗愈來愈嚴重。

這種狀況若能及早治療，真的是簡單、快速又有效率。只要上顎微量擴張，搭配反向面弓，一方面促進上顎骨頭往前移動，一方面抑制下顎生長，同時配合大量的發音、吞嚥練習，導正舌頭的習慣，短短一、兩個月就可以改正戽斗的牙齒咬合，鼻子的症狀也因而改善。孩子臉型漂亮了，當然更加樂觀且有自信。

Dentalclinic

來自病人的回饋

我和外子一直很重視孩子的牙齒，從她兩歲起，每隔半年一定去牙醫診所報到，儘管我們維護有加，隨著骨骼發展，孩子六歲時開始有戽斗的現象。我們看過很多牙醫，醫生卻告訴我們十歲再去處理，我們也只能無奈地等待。

有一天，意外發現我的一位學生嘴裡咬著一個像是有矯正作用的東西，但是學生才小二，我因此好奇地問他：「不是十歲才能矯正嗎？」在那位學生的熱心介紹下，我來到了趙醫師的診所。趙醫師評估後，女兒戴上了撐口器，一週後，戽斗就明顯改善。不到一個月，她的下排牙齒就乖乖回到後面去了！我們全家都非常開心，因為這樣，孩子以後就不用那麼辛苦了。謝謝趙醫師的專業治療，和我們一起守護孩子的健康。

成人治療戽斗，可以不開刀

很多人也許以為這種引導式治療只適用於成長期的孩子，其實不然。傳統觀念認為當頭顱骨的發育趨於穩定，也就是十九至二十歲時，才是戽斗患者開始進行正顎手術治療的時機。然而，以頭薦骨律動為基礎的觀念中，頭顱的每一塊骨頭，一輩子都在做有規律的律動。透過調控頭顱骨律動的牙科矯正裝置，即使難度較高的成年戽斗，仍可以達到矯正效果。

以案例四這位二十四歲的患者為例，只要病人願意盡力配合，認真配戴矯正相關裝置，同時確實做大量的舌頭與周圍肌肉功能訓練，以及體態平衡運動。這位病人不到一年半，就順利改善原本需要透過正顎手術才能改善的骨骼性戽斗。

這些年來累積了非常多超過三十歲以上戽斗患者的案例，這裡我想特別提一位三十五歲的男性患者（案例五）。來找我之前，他已經接受過兩次拔牙的齒顎矯正治療，但是牙齒的咬合依舊往骨骼性戽斗的趨勢跑回去。因為之前花了很多時間和金錢做矯正治療，因此他來到診所時，心中不免有些擔憂和疑慮，害怕依舊沒效果。

病人每天都會看到自己，

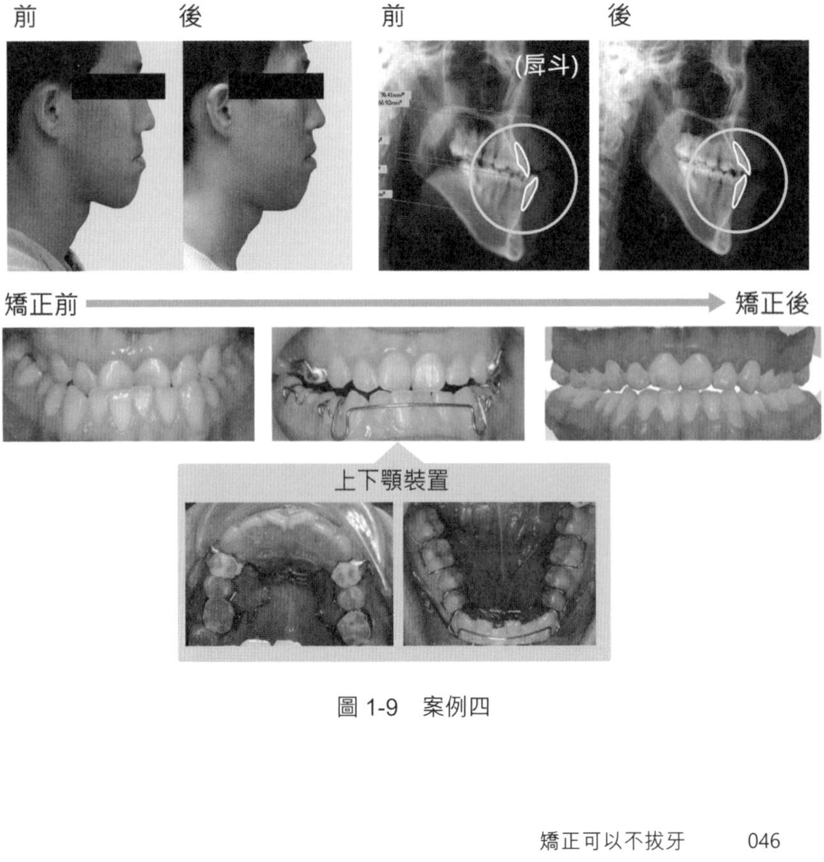

圖 1-9　案例四

很難察覺治療成效；加上前半年沒有正確配戴裝置，後半年改以固定式裝置增強效果，而這段時間讓他對治療過程產生了誤會。直到我調閱病人的X光片一看，他才發現自己戽斗問題已經改善大半。看到治療前與現況的對比後，他才驚覺：「哇，真的差很大了耶！」

傳統牙齒矯正只注重牙齒本身，而忽略咀嚼、吞嚥、發音、表情等舌頭與口腔周圍肌肉功能與體態平衡是否異常。只是單純將牙齒排整齊，沒有同時將牙齒周圍組織的異常功能考量到治療當中，常常落入頭痛醫頭、腳痛醫腳的窘境。

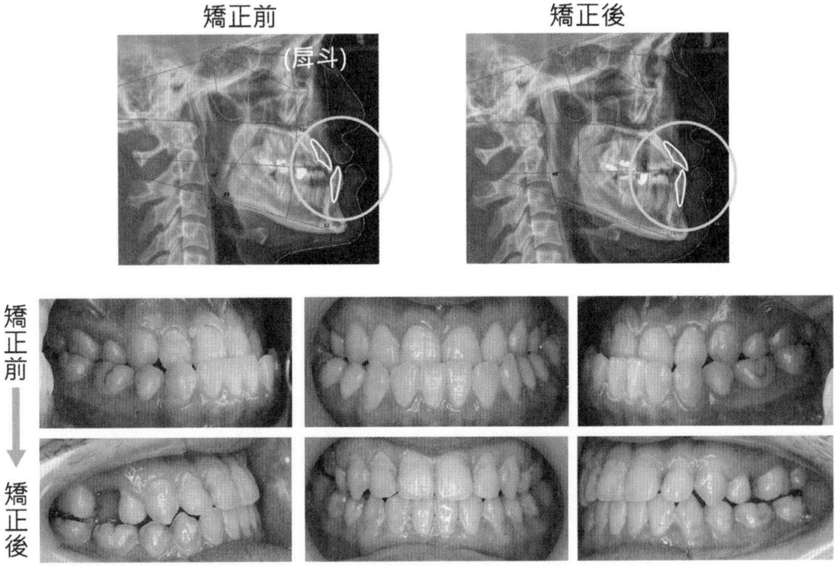

圖 1-10　案例五

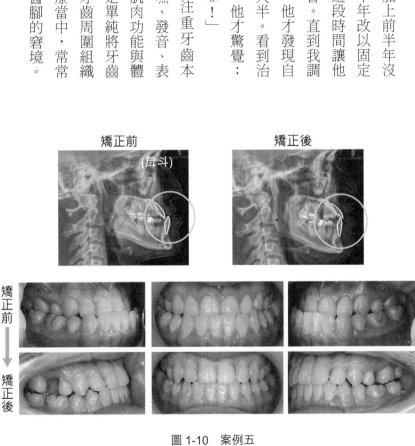

確實會有一時的成效，但是也可能在短時間內回復原狀，非常可惜。同樣的問題也發生在正顎手術的病人身上。這也是為何陸續有許多研究報告指出，超過半數戽斗正顎手術的病人可能有復發的趨勢。

我都會想盡辦法幫助病人，因此花的時間和金錢，是一般人無法想像的，只有老婆知道。我常常被念：為什麼要花幾百萬、學一大堆東西？連陪家人的時間都沒有。但沒辦法，這是一條不歸路，我現在仍不斷進修，花費許多心力。大部分病人都很感激，不過有時病人還是無法全盤感受到，會嫌醫師太囉唆或太嚴格，偶爾會發生如上述的誤解。後來這位可愛的病人問我：「醫師，你還願意繼續幫我矯正嗎？」我當然會囉！不管哪一科，希望病人有任何疑問時，務必先與醫師溝通，避免造成雙方的誤會和傷害。維持良好的醫病關係，病人將是永遠的受惠者。

來自病人的回饋

Dentalclinic

我接受趙哲暘醫師治療到現在約兩年多。最有感的改變是，門牙比以前容易切斷食物了，像是豬排、蝦子、長條型的餅乾最明顯，不過要達到目前的成果也花了至少兩年以上，因此毅力是很重要的。

顎骨擴張不限於青少年

其實暴牙或小下巴的病人，也是運用相同的原理。以成年人的齒顎矯正治療來看，往往都是透過傳統固定式矯正器的幫助。具有顎骨擴張功能的矯正裝置，通常只用在十五歲以下的孩子身上；我將裝置重新設計，發現應用在成年患者身上，不僅可以加強病人舌頭與口腔周圍肌肉的訓練，還可改善舌頭活動的空間，促進上呼吸道的擴張。

案例六這位四十八歲的病人，由於下門牙生長過長，導致後牙在咀嚼食物時，下門牙會

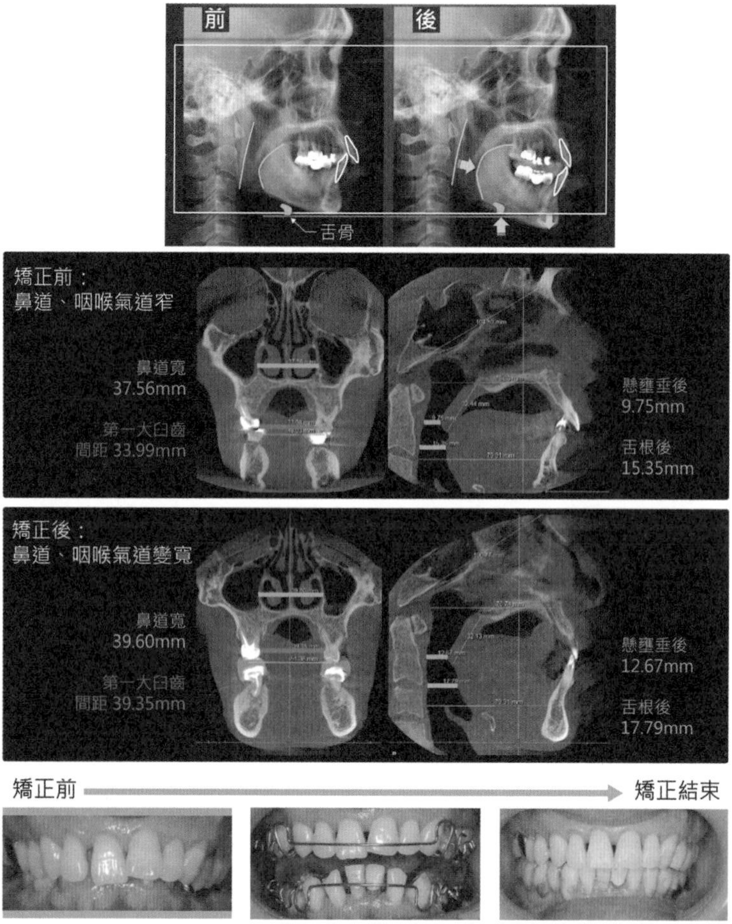

圖 1-11　案例六

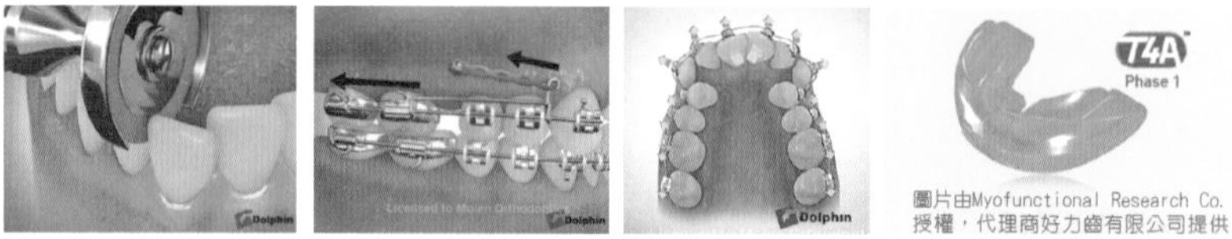

透過修磨牙縫
改善空間不足

利用鎖骨釘
移動大臼齒

部分矯正器
有擴張效應

舌頭與口腔肌肉
功能訓練

圖 1-12　不拔牙矯正的常見做法

咬到上門牙後方的牙齦而疼痛不已。透過功能性矯正裝置的輔助，經過短短一年，就成功擴張上顎骨，也順利將下顎往前移動，並將牙齒排列整齊。

更重要的是，他的鼻道寬度及咽喉氣道的寬度都加寬，原本有牙周疾病造成骨頭萎縮的大臼齒，不僅沒有因為將顎骨擴張而導致骨頭消失，反而長出更多骨頭。這是因為身體含氧量增加，身體機能變好，再生能力提高，不只解決原先無法咀嚼的狀況，更因此讓身體變健康。這部分除了運用基本的顎弓擴張原理，同時也透過頭薦骨律動的觀念，循自然的發展路徑獲得成效。後面會再進一步介紹頭薦骨律動的觀念。

牙齒矯正不只是拔牙與否

不拔牙並將牙齒排列整齊的做法其實非常多，主要目的都是爭取足夠的牙齒排列空間。常見的方法如修磨牙縫、骨釘、矯正器擴張效應及舌頭與口腔肌肉功能訓練。不拔牙且不考慮其他問題的前提下，以上都是可以改善輕度齒列不整的方法。而且牙齒的地基——上下顎骨——大小與相對位置必須都理想，才有機會透過前述的簡單方式，達成不拔牙矯正的目標。換句話說，如果太過凌亂，傳統做法上只有拔牙齒才能處理。

傳統認為牙齒排列不整齊都是基因造成的，現今觀念已逐漸納入考量口腔周圍的牙齒、肌肉與顎骨的功能是否正常，還有考慮受到身體姿勢，甚至大腦、小腦功能的影響。齒顎矯正的治療方式，也已經從單看牙齒，逐漸改從全人的角度切入。也就是說，要看看病人的整體形象：臉有沒有歪斜？下巴有沒有端正？頸椎有沒有前傾或過度彎曲？肩膀是否等高？兩腳是否有長短不一的問題？接著有系統地診斷及治療。等於是從矯正牙齒做切入，同時改善身體不平衡造成的負面影響。

國外高階整合治療的醫療系統中，牙醫師的重要性已慢慢提升。所有治療都需要牙醫師協助改善牙齒咬合，例如韓國知名的腦科醫師李勇俊博士，甚至搭配齒顎矯正醫師，協助改善病人腦功能的異常。這些都說明了牙齒咬合不正不只影響咀嚼的動作，常常也是造成身體疾病的關鍵因素。

後續我會和大家分享如何全面考量齒列不整的問題，以及目前齒顎矯正治療的觀念與做法。我也會簡單與各位分享，如何加入功能神經學的觀念來提升治療效率，並促進治療的效果。

也許讀完第一章，不免讓人產生好奇：前面這些不拔牙而完成矯正的臨床案例，是如何在遺傳限制的範圍之內，做出這麼好的成效？真正影響遺傳的因素是什麼？可以讓身體基因表現恢復的原因是什麼？如果大眾可以稍微理解，同時影響醫療人員重新思考治療齒列不整的真正目的，相信能讓更多人重視齒列不整的預防醫學，也就有更多人可以遠離齒列不整與咬合不正對身體的危害。

撐開牙弓（顎骨）會有後遺症嗎？

牙弓（顎骨）的正常發展是透過咀嚼的刺激，使它橫向擴張。很多人牙弓太窄，乳牙雖排列整齊無縫隙，但因為骨頭沒有擴張，換牙時就出現凌亂的狀況。因此可以嘗試的做法就是：

一、在一樣窄的牙弓上，犧牲幾顆牙，將剩餘的牙齒排整齊。

二、導引骨頭生長到原本就該發展到的寬度，不犧牲任何一顆牙齒，將牙齒排列整齊。

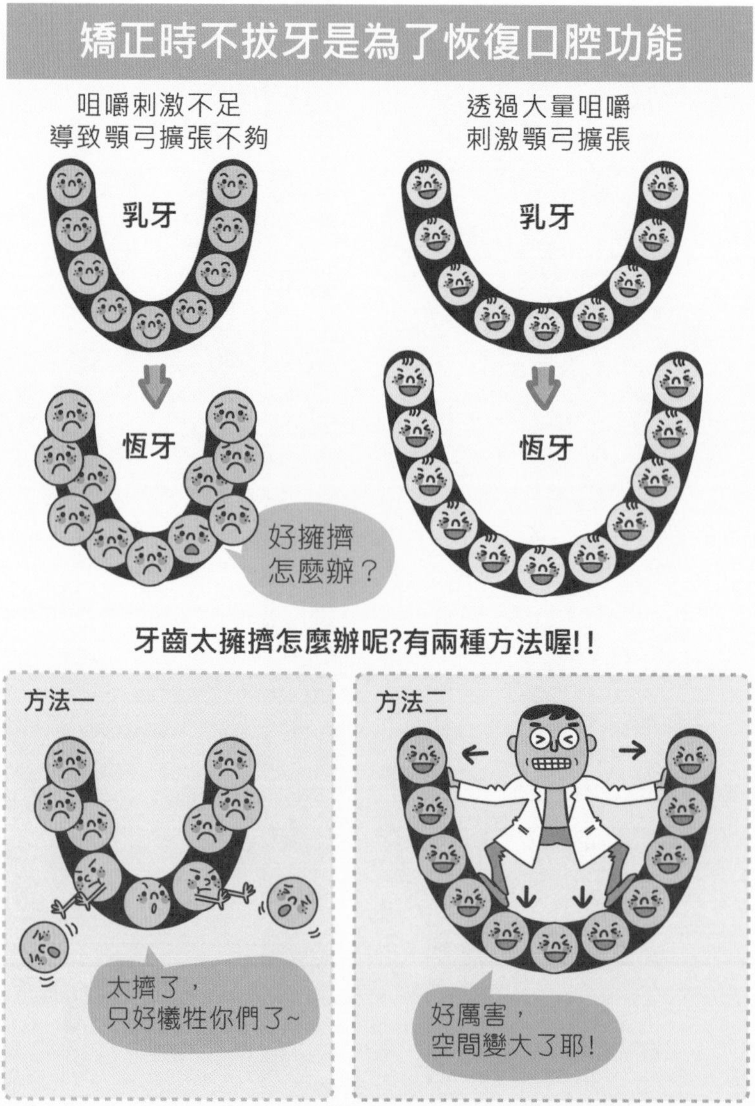
矯正時不拔牙是為了恢復口腔功能
咀嚼刺激不足
導致顎弓擴張不夠
透過大量咀嚼
刺激顎弓擴張
乳牙
乳牙
恆牙
恆牙
好擁擠
怎麼辦？
牙齒太擁擠怎麼辦呢?有兩種方法喔!!
方法一
太擠了，
只好犧牲你們了~
方法二
好厲害，
空間變大了耶！

圖 1-13

第2章

牙齒不好看，都是DNA的錯？

一

從表觀遺傳學看牙齒問題

傳統上都認為齒列不整與咬合不正是受遺傳影響，也就是「龍生龍、鳳生鳳，老鼠的兒子會打洞」，父母有人戽斗，孩子也會戽斗；父母有人是暴牙或小下巴，孩子會是暴牙、小下巴的機會就高。不可否認，以身體與臉型結構來說，遺傳是強遺傳，所以臨床上，小朋友是小下巴或戽斗者，矯正醫師通常會詢問，家族中是否有相同的臉型；如果有，認定遺傳的機會就高。

純粹以遺傳來思考，既然臉型、牙齒的排列與咬合是遺傳所造成，所以只要是齒列不整，就是拔牙來獲得牙齒排列整齊的空間；只要是臉

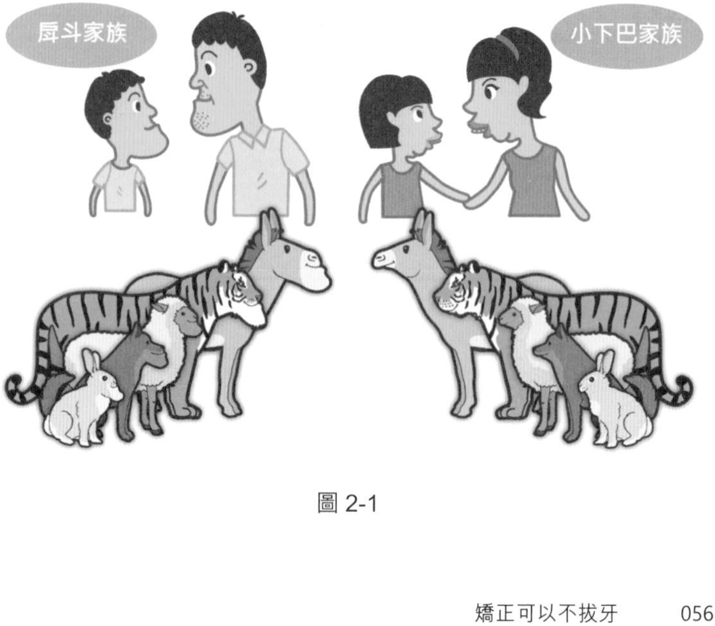

圖 2-1

型不對，就靠手術來改善臉型的美觀問題。看起來合情合理，臨床治療成果也確實快且有效率，但是，如果齒列不整與咬合不正的問題，可能還有遺傳以外的因子，這時候，單從牙齒的觀點看待牙齒矯正，就值得三思了。

夫妻臉是怎麼產生的？

屏除血緣關係的遺傳，我們是不是也常聽到所謂的「夫妻臉」呢？有研究指出，人一輩子會不自覺尋找一個臉型與父母相像的對象，和對方結為夫妻，這是基於所謂腦部的「印記」，因此夫妻自然會有比較相像的臉型。只是傳統東方社會以媒妁之言決定婚嫁，兩個完全不相識的人結為夫妻，密切的相處一輩子之

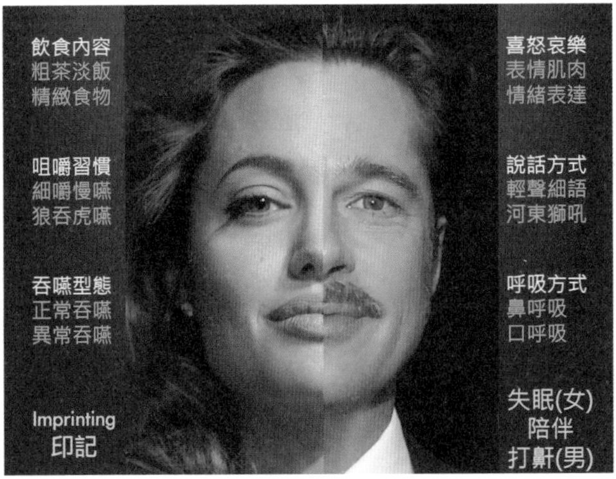

圖 2-2

後，兩個人的臉竟然也愈來愈像，這就很有趣了。由此可見，除了遺傳的影響之外，有其他因素讓兩人長得愈來愈像，這其實也是孩子齒列不整、咬合不正，甚至出現戽斗或小下巴臉型的另一個關鍵要素。

兩個家世背景、生長環境皆不同的人，結為夫妻後密切相處一輩子。兩人每天有著相同的喜怒哀樂，吃一樣的食物，一樣的咀嚼與飲食習慣，甚至一樣承受過大壓力而咬牙切齒……這些都會讓夫妻兩人的臉部肌肉呈現相似的運作方式，慢慢以特定方式拉扯臉上的骨頭，形成相似的臉部紋路，臉型的骨架慢慢趨於一致，也就愈來愈像。這說明了一個很簡單的概念。除了遺傳之外，咀嚼、吞嚥、發音、情緒與壓力等習慣或環境都會影響人的臉型，特別是包含牙齒與牙齒周圍骨頭，以及附著在骨頭的肌肉等組織在內的口顎系統。

認識表觀遺傳

美國《時代》雜誌二〇一〇年一月的封面標題是「為何你的基因不是命運的主宰？」（Why Your DNA Isn't Your Destiny?），點出在遺傳基因之外，還有一些會影響基因表現的關鍵因素。這是一個頗新的議題，我們將之稱為表觀遺傳（epigenetics）。什麼是表觀遺傳？

簡單講，就是影響基因是否表現的因素。

表觀遺傳學解答了過去十多年來傳統遺傳學沒辦法解釋的問題，例如孿生雙胞胎有相同基因，卻有不同外表、疾病與行為，其實這是不同環境影響造成的。簡單來說，表觀遺傳就是認為「環境影響基因表現」，科普書籍《信念的力量》提供了入門級的說明。這本書中特別提到，一個人七歲以前養成的習性會影響這個人的心智，而一個人的心智會影響蛋白質的編碼，也就是影響基因的呈現。

而傳統遺傳的觀點，基因表現的不同是指基因突變，最有名的莫過於達爾文的進化論。基因突變造成新物種，適者生存、物競天擇導致進化，只是科學驗證的證據比較薄弱，只能當作假說。

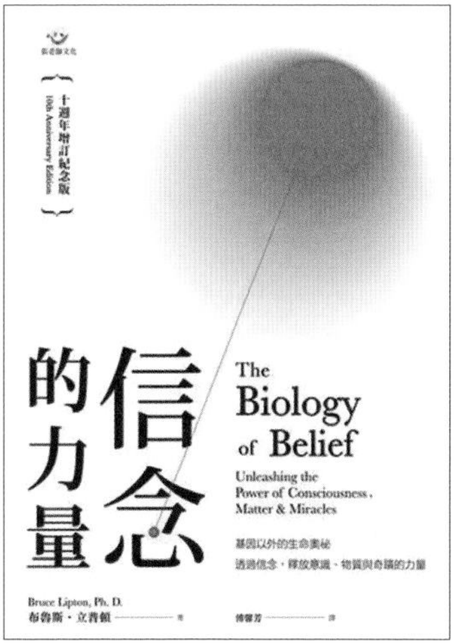

圖 2-3　（中文版封面經張老師文化公司授權使用）

舉個簡單的例子，非洲的小朋友都沒有戽斗或是小下巴的臉型，因為生活比較艱難，食物多為粗食；但是當非洲人移民到歐美國家，食物精緻化之下，下一代的孩子開始出現戽斗或小下巴的臉型。關於食物精緻化對於口顎系統甚至身體疾病的影響，有興趣的讀者可以參考偉斯頓・普萊斯（Weston A. Price）的著作《體質大崩壞》（*Nutrition and Physical Degeneration*），當中有更詳盡的說明。

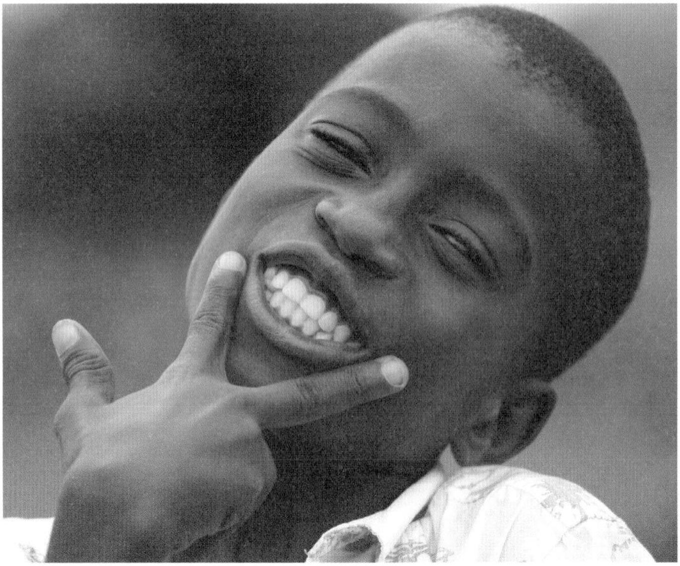

圖 2-4

Dentalclinic

一個人的習慣從出生就開始，七歲以前的習慣影響心智

《信念的力量》這本書中特別提到，小時候的主要照顧者是影響孩子七歲前最關鍵的表觀遺傳因素。

舉例來說，父母本身習慣吃軟不吃硬，孩子等於是入境隨俗，也跟著吃軟不吃硬。臨床上，只要看到父母親齒列不整，或是曾經拔牙矯正而出現下巴後縮的臉型，來做檢查的孩子也是顎骨狹窄與齒列不整；父母親口齒不清、彎腰駝背或有一些不良習慣，在孩子身上往往也能觀察到。

更有趣的，如果患者門牙過度往內倒，可以推測其小時候的主要照顧者可能過度嚴厲。因為抿嘴常常是對抗壓力、忍耐情緒時的臉部肌肉反應，所以父母可以說是影響孩子一輩子心智與基因表現最重要的表觀遺傳。

二 影響身體的不良習慣

以咀嚼動作為例，現在的父母常常過度寵溺孩子，給孩子太多精緻的食物，譬如將食物打成泥、給孩子吃蛋糕、麵包等不太需要咀嚼的食物，習慣「吃軟不吃硬」，不知不覺間，臉型就容易歪一邊。

左右輪流咀嚼的動作會促進下巴在顳顎關節位置的生長，如果孩子習慣吃較軟的食物，不自覺會養成單邊咀嚼的習慣，例如習慣用右邊咀嚼，下巴會習慣往右偏移，左側的下巴骨頭就會生長變長；四歲時如果還沒有建立起完全固體食物的咀嚼習慣，也沒有能力嚼食堅果，單邊咀嚼習慣就會定型，下巴就會慢慢往習慣咀嚼的這一側偏移，臉型就會歪斜。而脊椎為了維持體態平衡，也會慢慢出現脊椎側彎來代償下巴的歪斜，這是近代文明社會中逐漸出現的現象，值得父母注意與省思。

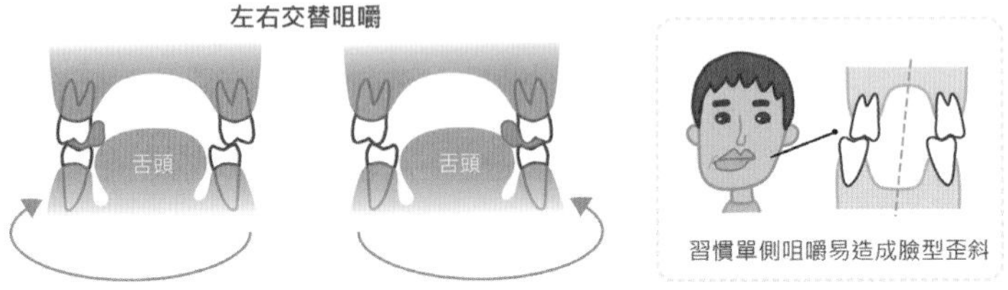

圖 2-5

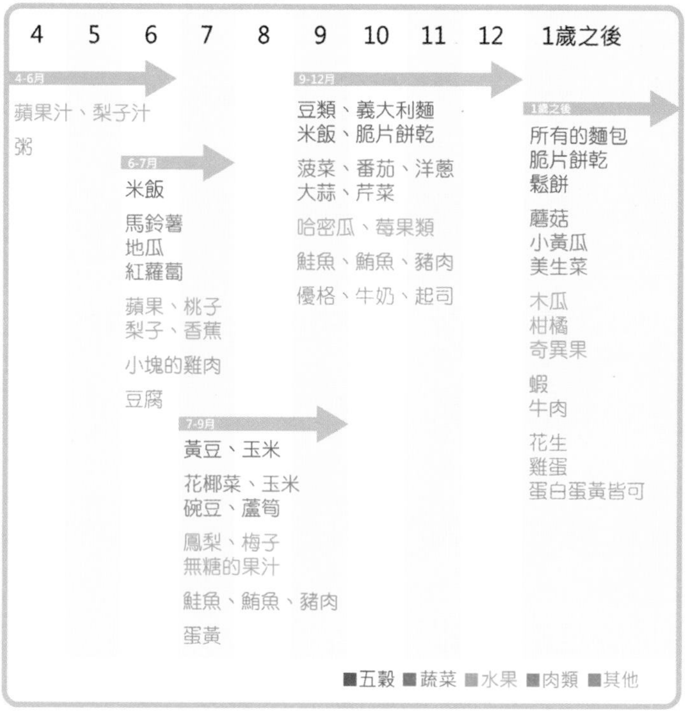

圖 2-6　幼兒一歲前建議攝取的食物

上表參考修改自傑曼・拉米列茲—亞尼耶茲博士（Dr. German Ramirez-Yáñez）的書《咬合不正的早期治療》（*The Early Treatment of Malocclusion*）。四個月的小朋友要開始進食副食品（非加工食品），種類愈多愈好。六個月的小朋友要能夠用舌頭碾碎較軟的固定食物，例如馬鈴薯、地瓜、紅蘿蔔、米飯、水果。七、八個月，乳門牙開始長出，孩子可以開始咬較硬的食物，例如花椰菜、水梨等。讓孩子用手抓來吃，一方面刺激大腦功能，二方面可以促進上門牙區前顎骨的生長，這會讓孩子往後的身體姿勢獲得較理想的發育。在乳牙萌出（八～九個月）之前，舌頭就有將食物碾碎的能力。這不僅是刺激舌頭功能、促進舌頭肌力提升的關鍵；由於舌頭與脊椎周圍內層核心肌肉是同樣胚胎來源，舌頭功能愈健全，也代表未來脊椎在姿勢與動作上的調控也會愈理想。

四歲前培養咬碎堅果的能力

不要過度保護孩子，總將食物剪碎或磨碎，這樣只是讓孩子最重要的頭顱顏面生長發育受限。直到三歲前所有乳牙長好後，就要有能力嚼食各種食物；最晚四歲時，要有能力咬碎堅果類食物，未來才會有健全的口顎顏面系統。尤其四歲時的食物必須是較堅硬且纖維較豐富的，每天攝取二份水果和五份蔬菜，要能撕裂與嚼食任何一種肉類，甚至可以加入堅果和穀物，這些對於頭顱顏面系統的生長發育是至關重要的。

過度精緻的飲食，除了可能讓孩子的臉型歪斜，也會改變孩子的咀嚼能力。人類的牙齒有類似牛的嚼食能力，一旦習慣以麵包等過軟或過度精緻的食物當主食，或只是抱奶瓶喝配方奶，這樣的不良飲食習慣都會讓牙齒周圍的顎骨缺乏刺激而狹窄，導致牙齒排列的牙弓形狀狹窄，會讓孩子沒辦法獲得牛一般的咀嚼能力，只能像老鼠一樣咬食物。這樣一來，無法將食物嚼碎成胃腸可以消化的食糜，消化能力變差。

另外，軟的食物例如麵包及蛋糕，這類食品是由牛奶、蛋、麵粉與糖加工製成，尤其進口麵粉常含有除草劑，製作過程中會加入多種二次加工的酥油、白油等油品。做為點心勉強可以，若以這些食物為主食，對身體健康的危害甚多，會導致顎骨發育不足、牙齒排列空間不夠等危機。我個人認為應該大量減少食用，盡量以過去我們爺爺、奶奶食用的傳統食物為主，精緻與過度加工食物能不吃就不要吃，盡量減少過軟食物對身體造成的負面影響。

孩子若攝取過多偏軟食物，遇到不易咀嚼的食物，可能隨便咬幾口就吞下；也可能遇到纖維質多或是較硬的食物，就會咬不動，含在嘴裡看似有咬，卻一直不吞下去。其實不是不吞下去，而是孩子的本能在發揮作用——無法嚼碎的食物可能讓人噎到或是無法消化，但是這個自我保護的機制在家長眼裡，往往是不守規矩或鬧情緒的行為。

時有耳聞小學生因為吃飯過慢，讓老師氣到把便當丟掉；或是在餐廳看到家長怒罵孩子吃飯太慢，在行為管理上不是很恰當之外，也要去想想，孩子吃得慢，是真的習慣不好、還是因為家長錯誤的供餐內容導致孩子咀嚼能力弱化？咬合型態只能像老鼠一樣咬，卻要求孩子像牛一樣咀嚼青菜、肉類，確實很難。

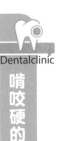

Dentalclinic

啃咬硬的水果，促進前顎骨發育

孩子有正確咀嚼食物的能力時，左右嚼食較硬的食物，可以促進左右兩個上顎骨塊往臉頰側生長發育。同時，多用門牙進行切斷食物的進食動作，則有助於促進上門牙所在前顎骨的往前發育。前顎骨發育愈理想，下顎骨就愈有足夠的發育空間，牙齒也比較容易排列整齊。所以，不需過度保護孩子，將食物切丁或是切碎。

所有的動物都如此，除了親餵母乳時需要母親的照顧，其他的進食動作都是孩子要獨力完成。文明的進步卻導致孩子生存能力的低落，應該是每位家長需要多加思考的。

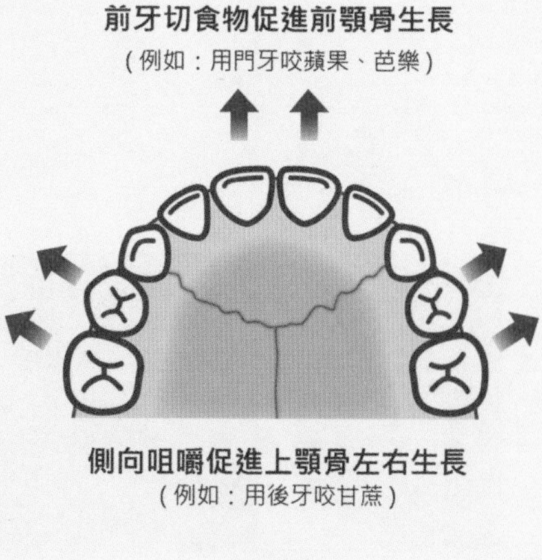
前牙切食物促進前顎骨生長
（例如：用門牙咬蘋果、芭樂）
側向咀嚼促進上顎骨左右生長
（例如：用後牙咬甘蔗）
圖 2-7

咀嚼弱化——舌繫帶惹禍？

顎骨狹窄的原因主要是咀嚼弱化，通常是因為過晚進食副食品與固體食物、過度食用配方奶或過軟的食物所造成，但是有個特別的狀況：即使母親很認真餵食母乳，也讓孩子大量咀嚼食物，卻還是出現顎弓狹窄與齒列不整的狀況。這很可能是舌繫帶沾黏的問題。

舌繫帶沾黏是什麼？為何會影響牙齒的排列，甚至牙周周圍顎骨的發育？語言治療師說，舌繫帶沾黏即使剪了也不會改善發音，為什麼還要剪舌繫帶？

舌繫帶沾黏是指舌頭下方的舌繫帶沾黏住舌頭，導致舌頭像是被繩子綁住，不容易靈活運動，進而導致舌頭容易往後退縮，餵食母乳時無法順利完成吸吮的動作，也容易影響咀嚼、發音動作與咽喉氣道的暢通。特別是會影響吞嚥動作，因為舌頭力量變弱了，吞嚥時，需要牙齒緊咬、臉頰或嘴唇格外用力來輔助吞嚥動作的完成，所以上顎或下顎骨頭就容易退縮，門牙排列更加凌亂，舌頭活動空間也更加狹小。在成長過程中，舌繫帶沾黏會導致舌頭功能不斷弱化，對發音的影響已經不是重點，重要的是對孩子健康的影響。

舌繫帶沾黏的處理，原則上是愈早切除愈好，特別是哺乳期的嬰兒，一有舌繫帶沾黏的問題，就應該立即切除，讓嬰兒可以用正常的舌頭功能吸吮母乳；不然孩子會用舌尖頂住母親的乳頭，造成母親的不適，影響哺乳意願。

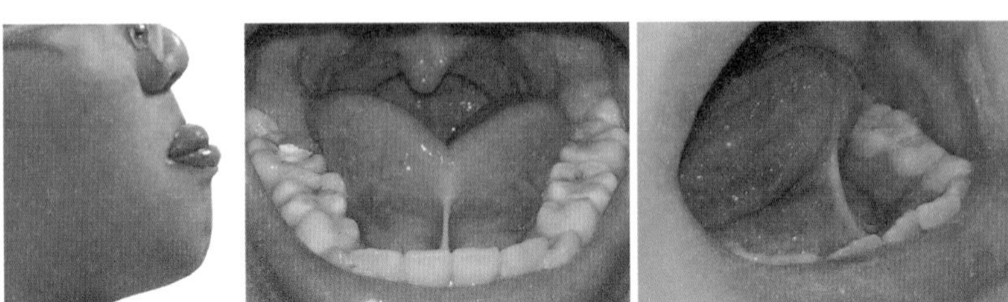

圖 2-8　舌繫帶沾黏與正常的舌頭位置

除了嬰兒以外，做舌繫帶沾黏的切除，會建議手術前做大量的伸舌頭、彈舌頭、彈舌根等舌頭肌力訓練，經過二到四週的訓練，確認舌肌力已有提升後，再進行手術切除舌繫帶。手術後也同樣需要繼續訓練舌頭肌力，沒有持續做舌頭肌力訓練，舌繫帶還是會重新沾黏，之後若再次切除，手術難度與疼痛程度都會提高。

有一段時間，一群語言治療師到我的 Facebook 粉絲團表達抗議。一來是因為我發表在網路上吞嚥動作圖有瑕疵——吞嚥反射動作過程中，軟顎會往後封閉鼻腔通道，我沒有將之標示出來；二來是語言治療師認為法律明定語言與吞嚥治療屬於他們的工作權；第三，有些治療師認為不需要剪除舌繫帶，因為舌繫帶沾黏剪除後無法改善發音，詳細緣由在這裡先不多談。

不過，醫師有診斷與治療的權力與義務，但是醫師可以依照法令，將部分治療工作轉移給治療師執行，而牙醫師是唯一熟知口腔結構的醫療人員，當然對於牙齒與口腔顎面的相關軟

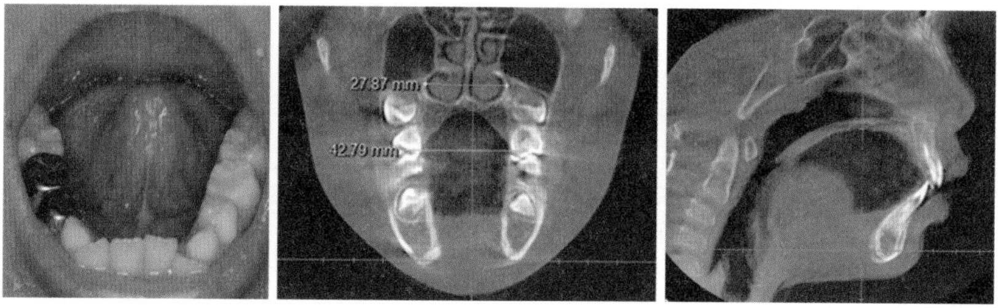

圖 2-9

硬組織疾病擁有無庸置疑的診斷與治療權。牙醫師是依照醫師法執行醫療業務，治療師是遵照醫師法這個母法而立的子法，從屬關係有相關規範。目前的醫療是團隊合作，大家應該不分彼此，牙醫師沒有要搶語言治療師的工作；事實上，我認為牙醫師應該和語言治療師全面溝通與建立合作架構，就像和物理治療師大量合作一般，才能更加有效地幫助有需要的病人。

舌頭功能低下，已有學術報告提出，舌繫帶沾黏同時會有門牙凌亂與顎骨狹小的問題，雖然舌繫帶沾黏可能與發音沒有太大關係，但是近年來，提升舌頭功能已經變成齒顎矯正治療的關鍵，因為舌頭力量的提升與吞嚥、發音功能的改善，都明顯有助於牙齒排列與口顎功能的發展。日本知名的齒顎矯正大師近藤悅子博士多次來臺演講，演講當中就提到她如何透過舌頭功能訓練，幫助許多病人改善咬合不正的狀況，而這些問題原本需要正顎手術才能解決。數十年的追蹤與記錄讓臺灣的矯正醫師歎為觀止，更是我輩學習的典範。我目前正在攻讀博士班，就是以牙醫師的角度研究舌頭對於口顎功能、睡眠品質與身體結構的影響，期望累積更多臨床資料，在醫療上能有所貢獻。

舌頭功能不僅和口腔有關，在知名的解剖列車書籍中也提到，舌頭與周圍筋膜深深地影響到身體前方的淺前線與身前線筋膜，不僅影響體態，也影響著橫膈膜與肺部呼吸，更與後背的淺背線有相互的對應關係，與一個人的體態姿勢有非常密切的相關性。

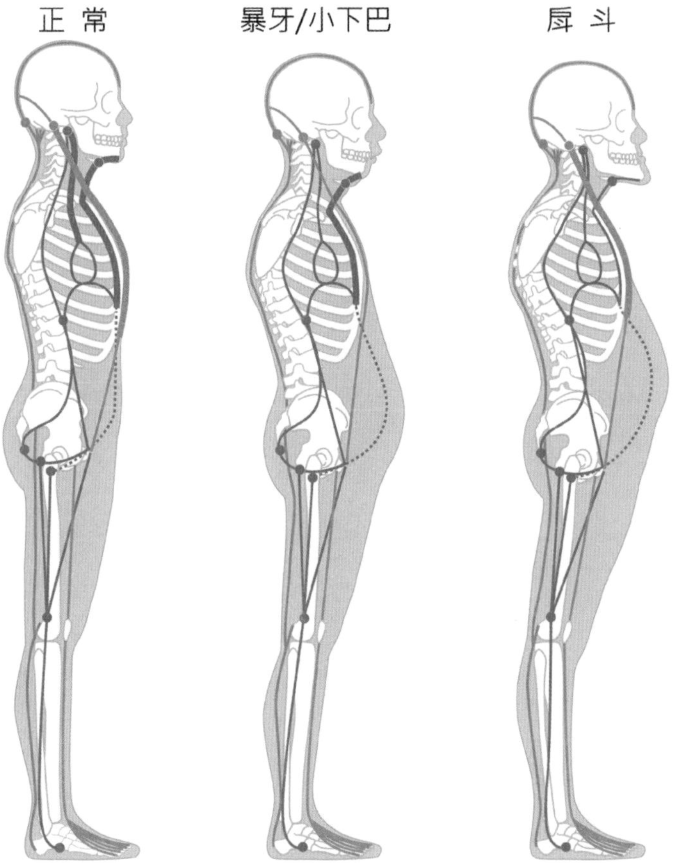

圖 2-10 舌頭力量會影響體態姿勢

循序漸進，找回咀嚼力：咀嚼練習

當孩子吃飯總是慢吞吞時，家長應該反思，孩子是否因為過度保護而喪失了咀嚼的本能？只要有認知就不遲，還是有機會重新訓練孩子的咀嚼能力。從給予堅果類開始嘗試，或是像芭樂等較硬的食物，切成丁狀後，一顆、兩顆，讓孩子慢慢練習咀嚼。從每一、兩顆咀嚼三十次，慢慢提升到五十次，最後到一百次，一方面讓孩子體會將食物嚼成食糜的變化，二方面讓孩子已經弱化的咀嚼肌群適應逐漸增強的咀嚼力量。（關於咀嚼弱化，有興趣的讀者，可以參考我的《顧好牙齒，讓孩子不生病》一書，當中有更詳細的說明。）

咀嚼與吞嚥練習建議在餐前五到十分鐘，稍微練習五到十口食物，同時多注意咀嚼的動作，提醒自己要耐心咀嚼。練習是為了讓大腦重新適應新的咀嚼型態，所以每個動作都要提醒與確認。由於吃飯嚼食是下意識的動作，如果在正常吃飯的時候練習，在下意識進食的時間卻要進行練習，每個動作都被迫拉高到意識層面，往往會吃得不知所措，這樣咬也不對，那樣吞也不對，結果弄得無心吃飯，反而弄巧成拙了。如同棒球選手上場比賽，原本要靠下意識的反射動作擊球，請他認真一點的結果，反而變成需要拉高到意識層面思考，造成額外思考時間的浪費，自然表現不好。所以吃飯時開心地吃，只要注意選擇較硬、較粗糙的食物，加上多咀嚼，這樣就可以了。

咀嚼練習時，千萬不要著急，不要為了急著訓練，就突然間大量而長時間的訓練，這樣反而會導致孩子咀嚼肌過度運動，出現痠痛而無法進食的窘境。寧可慢慢來，即使到了成年也是一樣——曾經有醫學院為了做咀嚼研究，女學生在一天內大量咀嚼口香糖，結果後面幾天臉頰肌肉痙攣，導致好幾天嘴巴張不開而就診。

其實不只我們的下一代，現代人已經習慣食物精緻化，誇張如早餐店的三明治都要切邊，就表示咀嚼弱化的問題其實已經十分嚴重。過度精緻化的食物讓口腔周圍顎骨的發育變差，也使需要牙齒矯正的病人日漸增加。除了產生美觀問題，政府應該也要重視這種文明病。弱化的顎骨除了讓牙齒排列不整齊，更重要的是食物沒有確實咀嚼，會讓消化道功能受影響；顎骨狹窄，導致鼻道與咽喉氣道狹窄，也讓呼吸道功能受影響。其他還有身體姿勢、小腦平衡，甚至大腦功能弱化等問題，後續我們會再一一探討。

其他影響身體的不良習慣

趴睡

除了上述因素會影響孩子一輩子的口顎功能，另外也要提醒父母，讓孩子趴睡其實是不好的。原本希望孩子瓜子臉而讓孩子趴睡，但是趴睡容易壓迫咽喉氣道，顎骨會因而後縮變小下巴，未來咽喉氣道狹窄、呼吸道狹窄，身體供氧量便不足，睡眠期間反而容易咬牙切齒，變成國字臉。

還有許多不良習慣，不僅影響口腔與舌頭功能發育，也容易造成牙齒排列不整齊，甚至牙齒周圍顎骨生長出現異常現象。因此這些習慣一定要戒除，否則不僅無法完成治療，也會因而造成更嚴重的問題。

吸吮手指、安撫奶嘴，咬筆

容易出現門牙前暴與開咬咬合，主要是手指與奶嘴等於對門

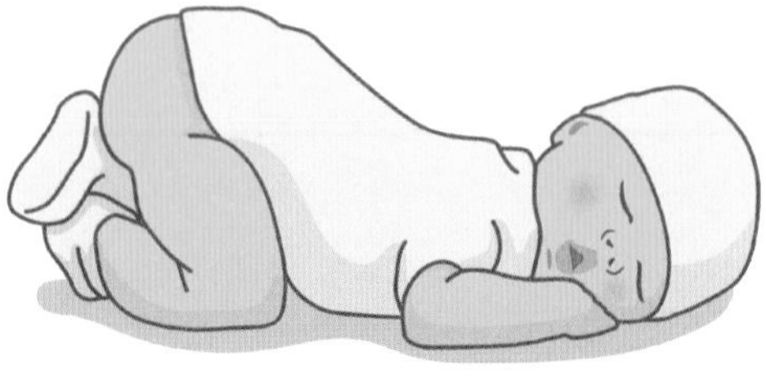

圖 2-11

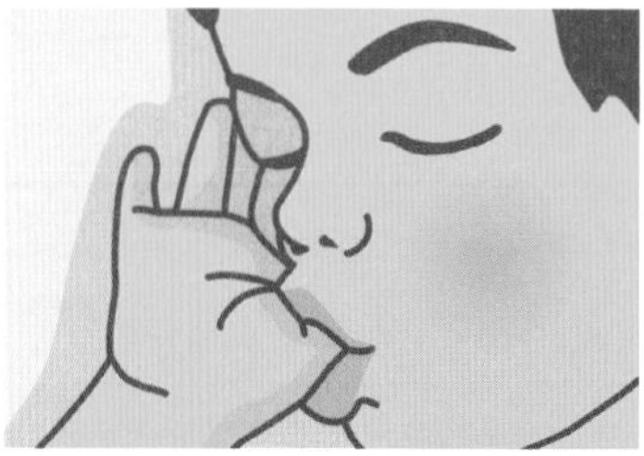

圖 2-12

牙區的顎骨與牙齒產生推力所造成。

咬嘴唇、棉被

不自覺將下嘴唇含咬在上下門牙之間，容易導致上門牙前暴與下門牙往舌側傾倒的問題。很少數的小朋友則是習慣含咬上嘴唇，這時候反而容易出現戽斗的門牙咬合與臉型。

吐舌癖

也許是不良習慣、也許是舌頭活動空間不足，讓舌頭習慣放置在上下門牙之間，或是吞嚥時將舌頭往上下門牙之間伸出。容易出現開咬的咬合型態。

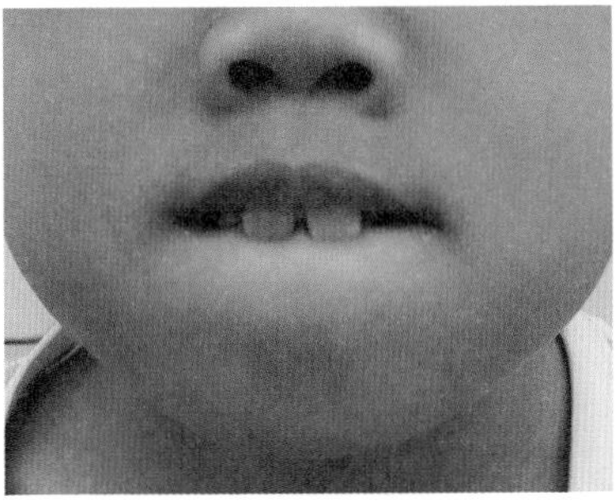

圖 2-13　咬嘴唇、棉被容易導致上門牙前暴

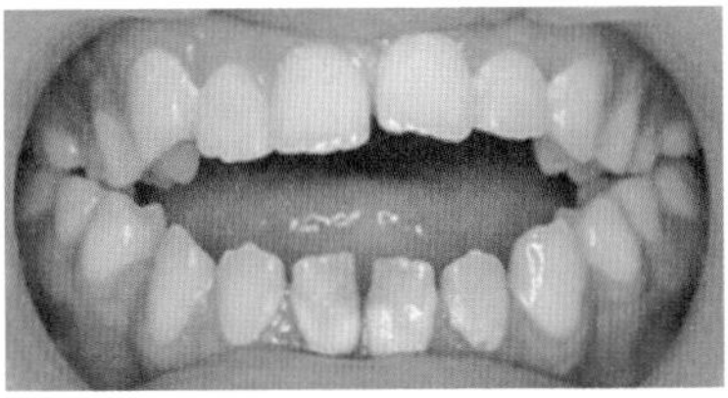

圖 2-14　吐舌癖容易造成開咬的咬合型態

口顎肌肉習慣	可能容易造成的影響
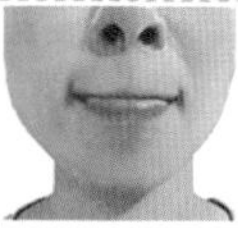 咬上嘴唇	上門牙凌亂 下門牙外暴
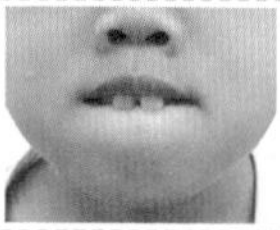 咬下嘴唇	上門牙前暴 下門牙凌亂
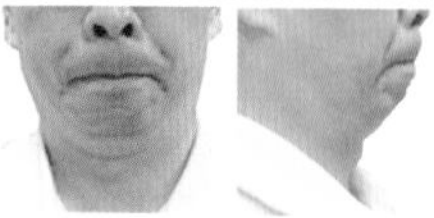 嘴唇習慣用力 （像受委屈的樣子）	上門牙內倒 下門牙後縮
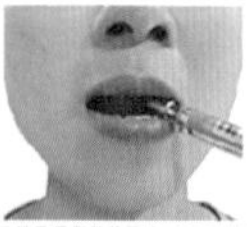 咬筆 吸大拇指 吸安撫奶嘴	開咬 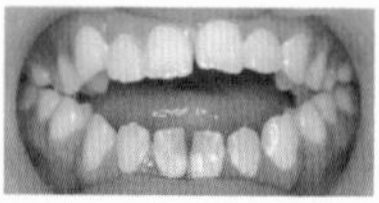
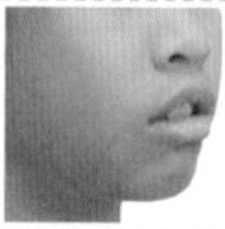 嘴巴開開	嘴唇無力 門牙暴牙 尖形牙弓（牙弓窄）
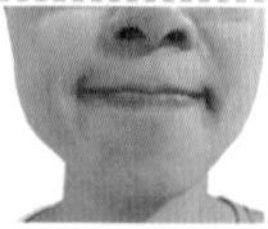 癟嘴	門牙區呈現一字型 （正常上顎為拱型） 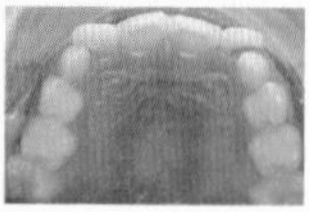
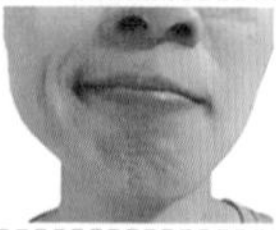 單側癟嘴	臉型歪斜
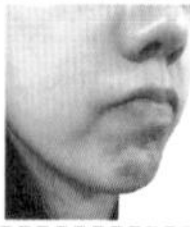 皺下巴	下門牙凌亂 小下巴 大暴牙

圖 2-15　若發現自己有這些習慣，應該盡快改善

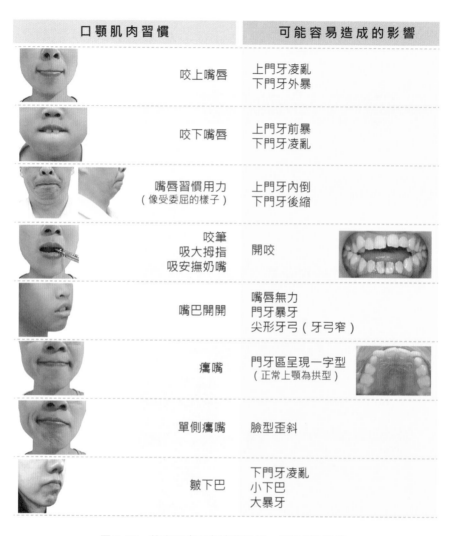

餵母乳的正確姿勢

影響小朋友嘴型與舌頭功能最大的因素，其實是一出生時，媽媽是否「正確」餵食母乳，這包含是否親餵母乳，以及抱孩子的姿勢是否正確。有的媽媽為了方便躺著哺乳，但這樣會影響寶寶一輩子嘴唇與舌頭的功能。

嬰兒生長發育過程中，大腦是發育最快速的部分。一個人大腦的感覺與運動區中，分布區域最廣的就是嘴唇、舌頭與雙手，這與腦神經細胞多寡有關。正確哺乳可以有效刺激大腦功能。舌頭不只是用來吃飯、說話與吞嚥，舌頭上分布著五對腦神經，所以刺激舌頭，不僅刺激大腦與五對腦神經相對應的功能區，同時也會刺激大腦的運動與感覺神經區，讓身

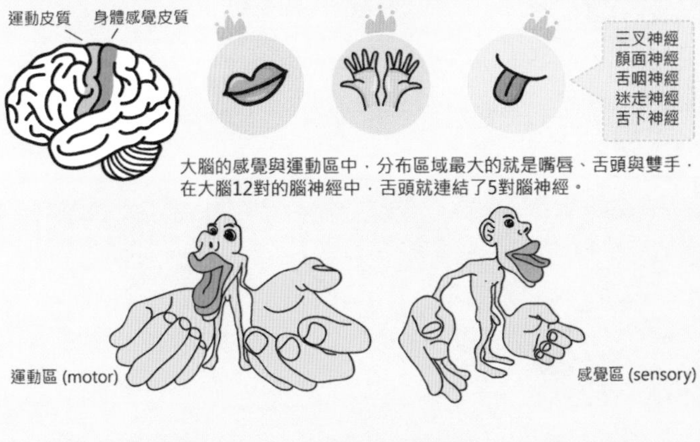

圖 2-16　舌頭與嘴唇在大腦感覺與運動區有較大的比重

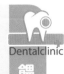

體的動作更為細膩與協調。此外，在胚胎學上，舌頭與脊椎周圍內層肌群是一起分化出來的，因此，舌頭功能與脊椎功能也存在著密切的關係，這同時影響著頭顱骨頭的發育及正常的顱骨律動（頭薦骨治療理論）。

親餵母乳的方式，是媽媽以四十五度斜角抱著寶寶，將寶寶面向媽媽的乳房，讓寶寶用整個嘴唇含著媽媽的乳頭，乳頭可以深入小寶貝的口腔內，用舌頭與臉頰肌肉的力量來吸吮母乳。舌頭的位置要正確，如果寶寶是用舌尖頂著媽媽的乳頭，不僅媽媽會很不舒服，小朋友也吸不到太多母乳。這時候，就要盡快請小兒科醫師評估，是否有舌繫帶沾黏的問題，盡快處理，讓寶寶盡快學習正確的吸吮方式。

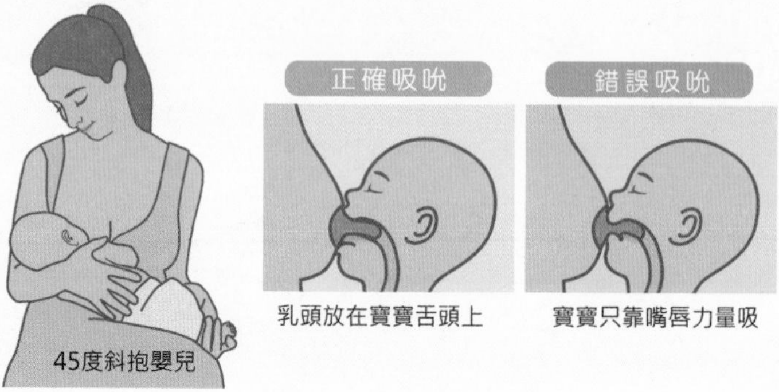

圖 2-17

第3章

理想的肌肉功能，理想的身體狀態

一 吞嚥學問大——理想的吞嚥型態

口齒不清、說話大舌頭，也許舌頭真的因為基因而特別大，但通常不見得是「舌頭大」而已，也可能因為咽喉水腫的問題而變大。臨床上，許多人大舌頭往往是舌頭周圍的口腔空間狹小，舌頭自然顯得相對大，也因此舌頭功能出現異常。說話大舌頭就是典型的舌頭功能異常，而其改善之道，除了少數病人需要口腔外科或是耳鼻喉科手術的幫助，大部分都需要擴張顎骨，才能徹底改善舌頭活動空間不足的問題。

觀察吞嚥與發音時的舌頭功能位置，可以明顯發現，如果是正常的牙齒咬合與顎骨型態，且無舌繫帶沾黏等舌頭功能異常的狀況時，就不容易出現異常的吞嚥與發音動作；反過來說，一旦有頭顱骨律動異常形成的上下顎骨型態異常，像是小下巴或是戽斗臉型，或是舌繫帶沾黏導致舌頭功能低下與舌頭活動空間狹小，甚至長期食用流質及過度精緻食物，牙弓狹窄、齒列不整且整天鼻子過敏、鼻塞，有這些情況的人一定會有異常的吞嚥與發音。舌頭功能是依照理想的顎骨與齒列發育後形成的，而舌頭功能異常，又會加重齒列不整與顎骨異常發育的窘狀。

由於飲食精緻化，導致顎骨與牙弓狹窄，不僅讓鼻道與咽喉氣道相對窄化，也明顯影響到舌頭活動的空間。而身體的所有動作，都是透過大腦與相對應的神經、肌肉功能來執行，舌頭是其中最特別的。舌頭是身體少見會因為結構而限縮活動範圍的肌肉，所以改正咀嚼吞嚥與發音功能，只透過舌頭功能訓練往往無法徹底改善，需要宏觀地從影響舌頭活動空間的顎骨與齒列開始評估。而頭顱是整體性的，當顎骨發育異常，還會有因著頭顱骨脈動（cranial motion）相對應的顱骨異常；與舌頭相關的腦神經穿過顱縫時是否因此受到壓迫，則需要進一步評估與治療。

舌頭本身就有筋膜（fascia），身體姿勢會影響全身肌肉筋膜，甚至是頭顱內的筋膜（大腦鏈與小腦鏈）。目前僅局限於牙醫師對口腔的診斷，以及耳鼻喉科醫師、復健科醫師、專業治療師深入咽喉的評估，未來勢必結合更多專業人員，投入舌頭看似細微卻影響深遠的筋膜與相關神經肌肉運動，以達到早期診斷、早期治療的目的，也可以避免單一科別醫師過於獨斷式的思考，影響病人獲得完整功能的機會。

包含舌頭等口腔周圍肌肉、上下顎骨與其他頭顱骨、牙齒排列、頸椎與腦功能整合研究與討論等，相關的學術資料愈來愈多了，由於涉及層面廣泛，研究上本來就有難度，但是全面考量這些結構與功能的相互關係，不僅是研究人員的研究趨勢，更是我們臨床矯正醫師的重要課題，因為只有齒顎矯正，才有機會改變這一切，同時考量齒列、咬合、咀嚼、吞嚥、發音與呼吸等功能，整合治療，才有機會讓解剖構造上的齒列與咬合更加理想。

我個人會持續寫作相關文章，期望透過系列文章的發表，讓更多專業人員開始重視全人角度切入的舌功能治療，也讓其他科別醫療人員理解牙醫師在舌頭與口腔周圍肌肉功能的專業與其必要性，進而促進跨科合作，讓病患成為最大的受益者。唯個人受限於牙科專業知識，難免產生不同科別醫療人員專業上認定的疏漏與錯誤資訊，期望有機會看到文章的專業人員不吝指教，讓更多患者受益。

舌頭的功能與理想位置

舌頭與其他口顎顏面肌肉的功能，對於牙齒的排列，甚至牙齒周圍上下顎骨的發育，都有深遠的影響，其中包括了舌頭靜止休息時的擺放位置（rest position），或是行使發音與吞嚥動作時的功能位置（function position）。理想的吞嚥動作是舌頭輕輕往上頂，將食糜往咽喉的方向推動，以啟動後續的吞嚥反射動作，讓食糜順利送入食道，臉部與口腔周圍肌肉也不會有連帶的輔助動作。這個動作應該能簡單又輕鬆地完成。

以戽斗為例，臨床上可以注意到，有些病人的舌頭力量過大，舌頭習慣擺在下顎骨與下門牙後側。吞嚥及說話時，舌頭都會大力推動下顎骨，自然會讓下顎骨過度往前生長，最後形成戽斗的牙齒咬合與臉型外觀。

還有一種是舌頭力量太小，因為舌繫帶輕微沾黏，或是因為舌頭本來就無力。舌頭也是擺放在下顎骨與下門牙舌側，但是舌頭推力不大，下顎骨與下門牙勉強可以靠舌頭的力量維持整齊，可是上顎骨與上排牙齒就沒有這麼好運了；舌頭力量不足，讓上顎骨因缺乏發育而比較後縮；門牙看似正常卻暴牙，實際上露齒微笑時容易看到牙齦，因為門牙往前角度歪斜，讓嘴唇容易往後上方滑動。這與真正暴牙而看到牙齦的情況不一樣，後者是因為長期口呼吸導致上顎骨往前下方轉動。

上顎骨發育不足，還有一種是上門牙所在前顎骨發育不足的結果。典型的特徵就是側門牙多在正中門齒與犬齒的後方，

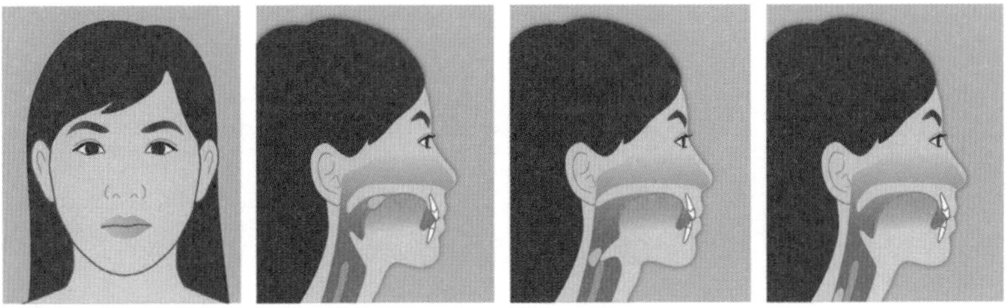

圖 3-1　理想的吞嚥動作

犬齒特別往外暴；常常也會有骨骼性戽斗的狀況。治療時需要幫助前顎骨往前，以改善齒列不整的問題。

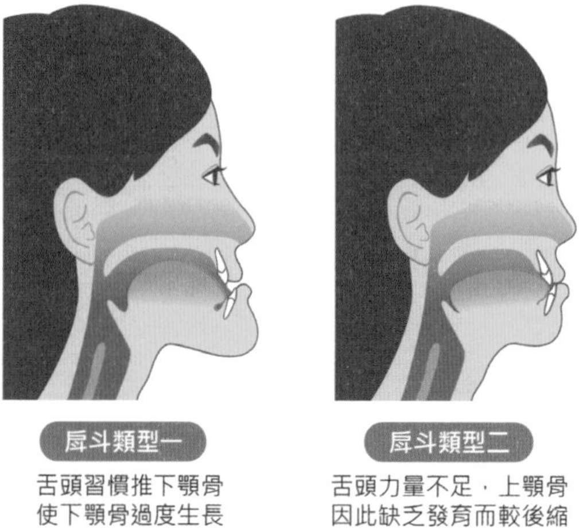
戽斗類型一
舌頭習慣推下顎骨
使下顎骨過度生長
戽斗類型二
舌頭力量不足，上顎骨
因此缺乏發育而較後縮

圖 3-2

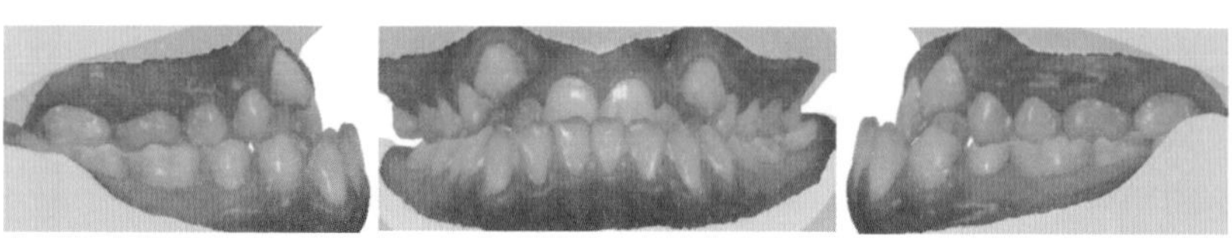

圖 3-3　前顎骨發育不足，側門牙多在正中門齒與犬齒的後方，犬齒特別往外暴

理想的吞嚥方式

臨床上，我會用下面幾個項目以初步評估病人的吞嚥功能：

□舌頭輕輕往上顎頂，不會往前推動上門牙或下門牙。
□後排牙齒輕輕碰觸，不是用力緊咬一下。
□嘴唇周圍肌肉不會用力，露出肌肉過度用力的表情，例如嘴角下垂等。
□頭部保持靜止，頭不會前傾或上仰。
□頸部肌肉不需用力，例如枕下肌群或肩部肌群過度用力。
□身體保持靜止，不會前後擺動，肚子也不會往前移。
□吞水時，咽喉發出的咕嚕聲音小，不是連同空氣一起吞下的明顯聲響。

一旦吞嚥動作出現錯誤，連帶頸椎也會過度用力。戽斗的病人容易頸椎下部受傷，小下巴的病人容易頸椎上部受傷，而兩者都容易讓第一、二頸椎產生不當的推力，進一步造成免疫與睡眠問題。

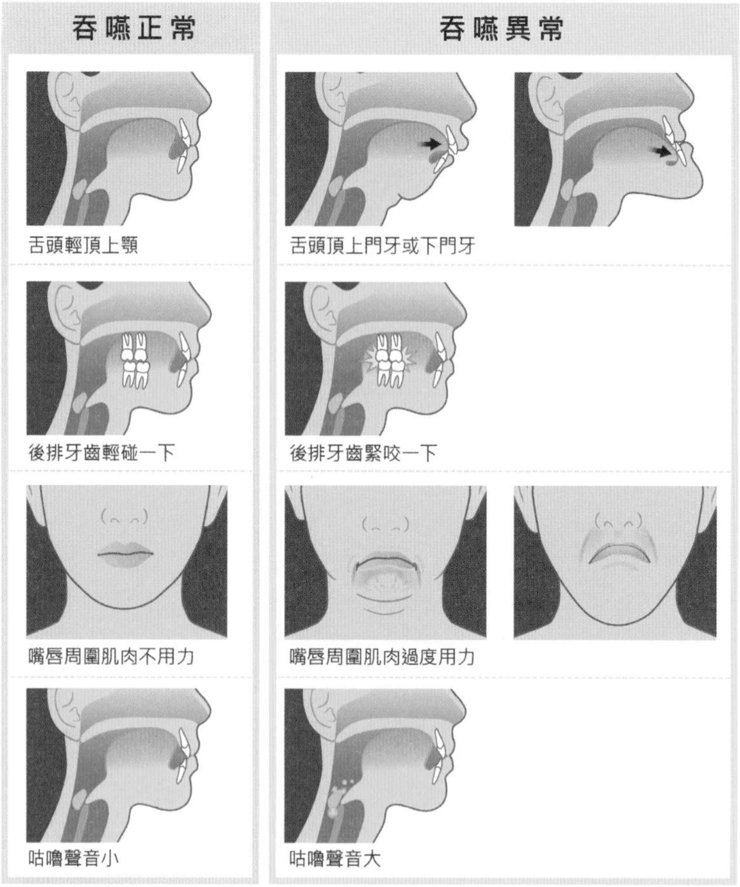
吞嚥正常
吞嚥異常
舌頭輕頂上顎
舌頭頂上門牙或下門牙
後排牙齒輕碰一下
後排牙齒緊咬一下
嘴唇周圍肌肉不用力
嘴唇周圍肌肉過度用力
咕嚕聲音小
咕嚕聲音大

圖 3-4

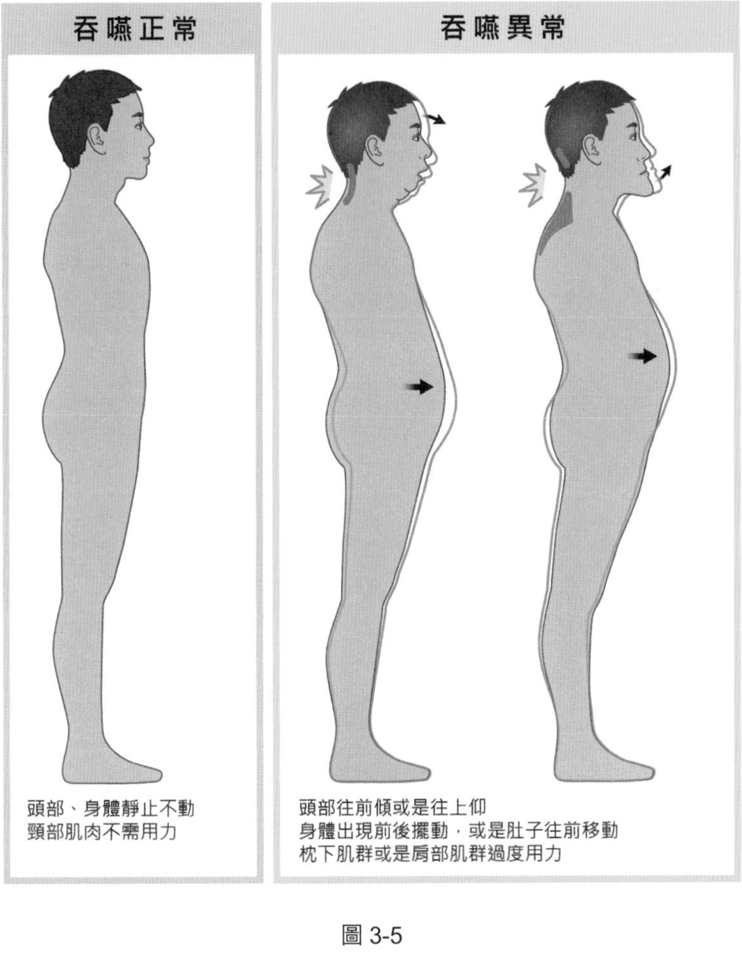
吞嚥正常
吞嚥異常
頭部、身體靜止不動
頸部肌肉不需用力
頭部往前傾或是往上仰
身體出現前後擺動，或是肚子往前移動
枕下肌群或是肩部肌群過度用力

圖 3-5

大家可以參照前面的說明，留意一下自己的吞嚥動作——舌頭擺放位置是否正確？吞嚥時是否過度用力？還是已經讓頭、頸、肩與身體肌肉、筋膜過度拉動？

儘管吞嚥是看似稀鬆平常、再簡單不過的動作，若為吞嚥異常，其實每次動作都會對牙齒造成半公斤以上的不當推力；每四至六次呼吸就需要吞嚥一次，發生的頻率從小朋友的每天二千至三千次，到年長者的一千至二千次。當舌頭往前對牙齒施予五百至六百克的推力時，嘴唇與嘴唇上下的肌肉就會連帶向內產生約二百至三百克的推力，每天就有五百克×二千次＝一千公斤（一公噸）的推力。

日積月累下，錯誤的吞嚥動作產生滴水穿石的效果，使牙齒與顎骨在不當的受力下，造成牙齒排列、顎骨型態與顏面美觀的改變，所以千萬不要小看吞嚥動作。

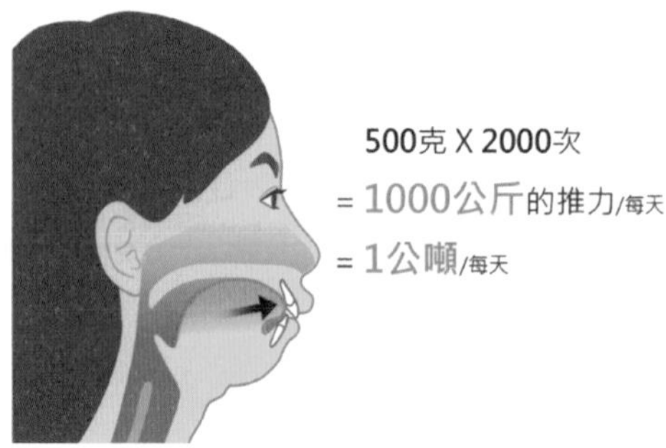

圖 3-6

吞嚥的異常型態可以簡單分為戽斗與小下巴兩大類型：

一、戽斗類型

舌頭自然地往下排門牙前推，而上嘴唇與提嘴角肌群則過度用力，反推上門牙與上顎骨，所以容易見到戽斗顎骨型態與凌亂的上門牙。

同樣的狀況也會出現在開咬的病人身上，也就是後牙咬到、上下排門牙區咬不到的病人，這兩類的病人在臨床的觀察中可以發現，舌頭力量都非常大，但舌頭的推力是往前下或是直接往前，不是理想地

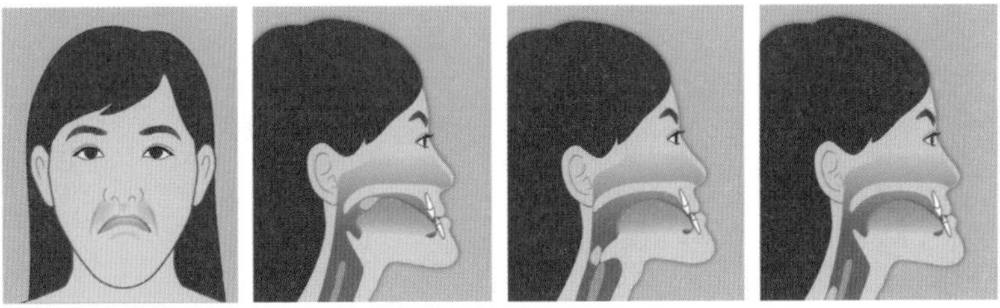

圖 3-7　戽斗類型的吞嚥異常

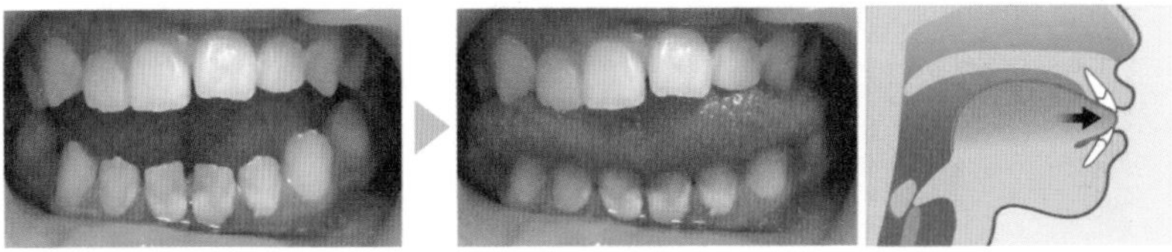

圖 3-8　開咬吞嚥

往上顎頂，所以就出現了特殊的臉型。

二、小下巴類型

舌頭往上排門牙前推，下嘴唇、下巴頦肌與降嘴角肌群會過度用力，反推下門牙與下顎骨，所以容易見到小下巴型態與凌亂的下門牙。臨床上可以注意到，小下巴或是暴牙的病人，通常舌頭的力量比較小，所以需要嘴唇、臉頰與牙齒咬合的力量，幫助完成吞嚥動作。

再深入區分，可以把小下巴或暴牙的病人分成三種類別。第一種是小下巴型，第二種是客氣型，第三種是上門牙前暴型，我簡單向各位做個說明。

1.小下巴型（上門牙前暴、頦肌用力）

病人的舌頭力量通常較小，所以需要嘴唇付出較大的力量幫助吞嚥。這類型的病人有個特徵，就是下巴的頦肌總是皺著，學術報告也指出這類型小下巴的舌頭位置也會比較後縮，

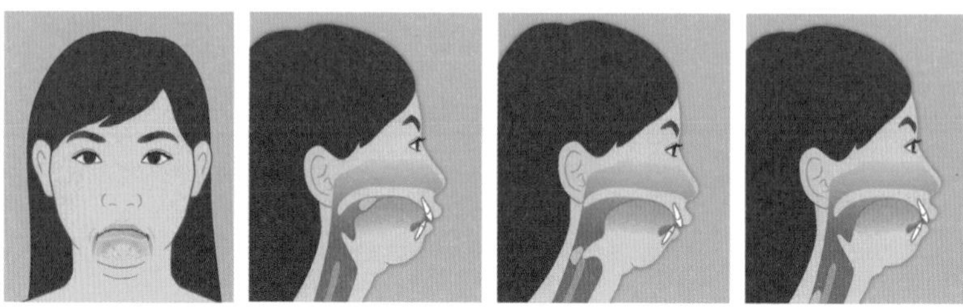

圖 3-9　小下巴類型的吞嚥異常

吞嚥時，常需要下嘴唇費力地往上頂著上門牙，緊咬牙齒來完成動作。下嘴唇過度用力是把上門牙往前推到暴牙、下門牙往上過度生長而出現深咬的關鍵原因。

而下巴頦肌過度用力，直接導致下巴後縮，也會導致下巴前方骨頭直接吸收而變小，兩個原因加上前牙深咬的狀況讓下巴變得更小，這無法單靠正顎手術改善。即使動過正顎手術，也需要額外進行墊下巴的美容手術來改善下巴過小的問題。

但是即使做了墊下巴手術，異常的吞嚥型態若沒有改正，手術後恢復原有臉型的機會高達七成以上。因此，如果一開始就正視自己吞嚥的異常型態，透過有能力調整頭顱律動及顎骨擴張的醫師幫助，在齒顎矯正過程中重新創造出合適的舌頭活動空間，加上後續章節裡的吞嚥練習，反而更有機會獲得正顎手術加美容手術的成果，而且更能維持理想的矯正成果。

小下巴型（頦肌用力型）

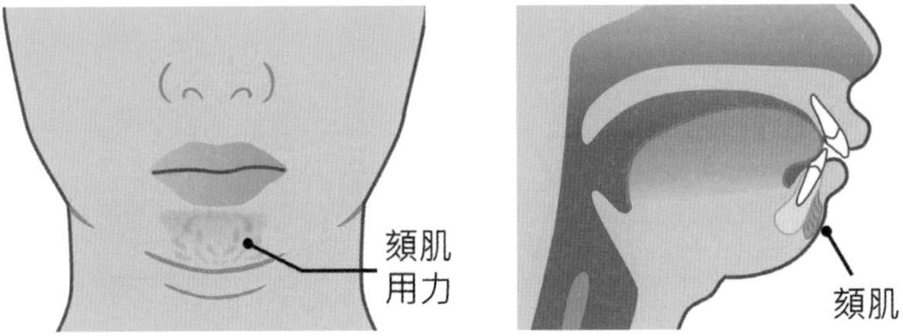

圖 3-10

2.客氣型（頰肌用力型）

這樣的病人講話很客氣，嘴角隨時後縮，嘴角肌肉（頰肌）隨時用力著。各位可以參考曾經競選美國總統的希拉蕊．柯林頓的照片，大概就可以注意到嘴角隨時用力的特徵。兩側的犬齒與小臼齒容易感受到朝向舌側的壓力，齒頸部因過度磨耗而凹陷；兩側牙齒被推擠進來，容易有正中門牙被前推而產生些微前凸的齒列。

吞嚥時，一樣用嘴角頰肌的力量幫助動作進行，舌頭無力，所以成人後容易有雙下巴，也就是舌頭後縮的問題。這類型的病人在齒顎矯正時，如果沒有改變嘴角用力的習慣，牙齒的排列總是會在犬齒與小臼齒區變得狹窄，矯正結束後，牙齒還是會被嘴角頰肌推擠。試想，連牙齒本身的齒頸部

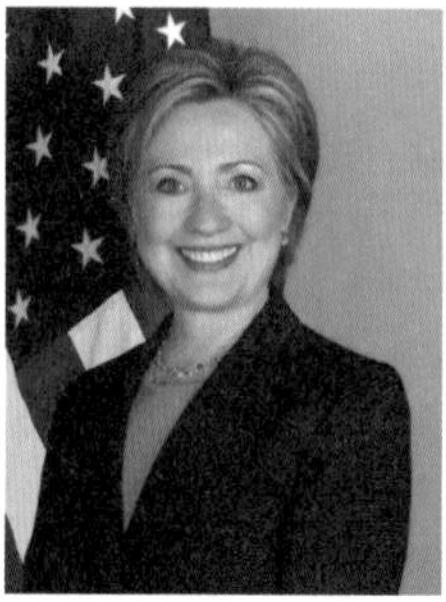

圖 3-11

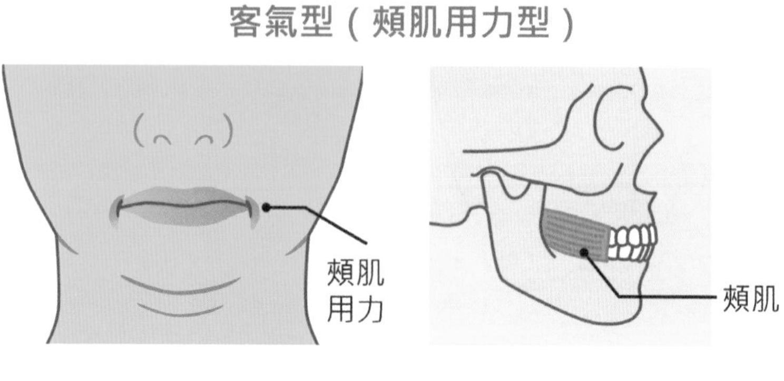

圖 3-12

都被推磨到凹陷了，牙齒往舌側的移動，當然一定會產生。這不能怪牙醫師技術不好，而是病人的習慣需要跟著改進，才有機會得到穩定且美觀的齒列與臉型。

3.國字臉型（咬肌、顳肌用力型）

國字臉有幾個特徵：一是兩側臉頰外、後方下巴角的咬肌過度肥大；二是下巴很平；也有病人總是咬牙切齒般緊咬著，一副沉著忍耐的樣子。這些特徵表示兩側的咬肌與太陽穴附近的顳肌都習慣過度用力，吞嚥時更是力量加倍，常常不僅是臉部肌肉加大力量，脖子也會很用力地點頭，做出輔助吞嚥的動作。吞嚥動作瞬間，牙齒像是要咬碎骨頭般緊咬，而舌頭卻幾乎沒有在動。所以這類病人後牙牙齒容易咬耗、咬裂，臉部肌肉更是粗壯。

這類型的病人最難改善吞嚥動作，因為舌頭靈活度相對較差，需要數個月的舌頭功能訓練，才能慢慢舒緩

國字臉型（咬肌顳肌用力型）

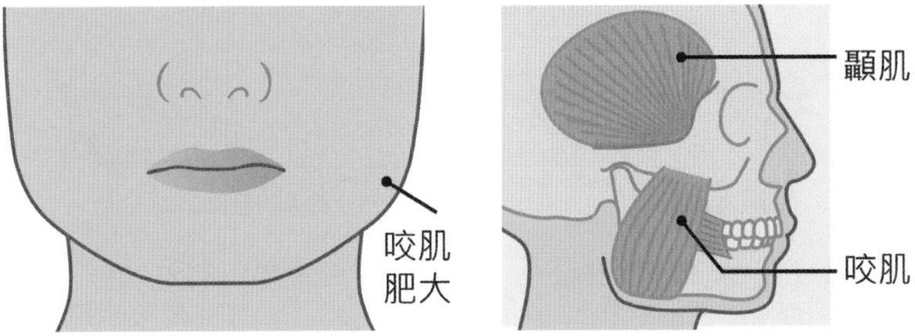

圖 3-13

習慣緊咬的臉頰與太陽穴肌肉，牙齒才可以從每分鐘二到四次吞嚥時的巨大咬力脫身。牙齒恢復自由，才有機會逐步往理想的方向移動。這樣的患者如果沒有改善舌頭力量與吞嚥動作的決心，寧可不要矯正，因為牙齒幾乎無法移動，臉型更是不可能改善。

其實還有單純咬肌用力型（下巴較陡）、枕下肌群用力型（容易緊張型）與口輪匝肌用力型（過度自我保護型）等各種類型，差異在過度使用的肌肉不同，而過度使用的肌肉通常有對應的情緒，也就可以看出與之對應的個性。若有機會，這部分會再寫成專書與讀者分享。

吞嚥動作是個大學問，需要牙醫師與相關治療人員搭配合作。特別是牙醫師，需要從頭

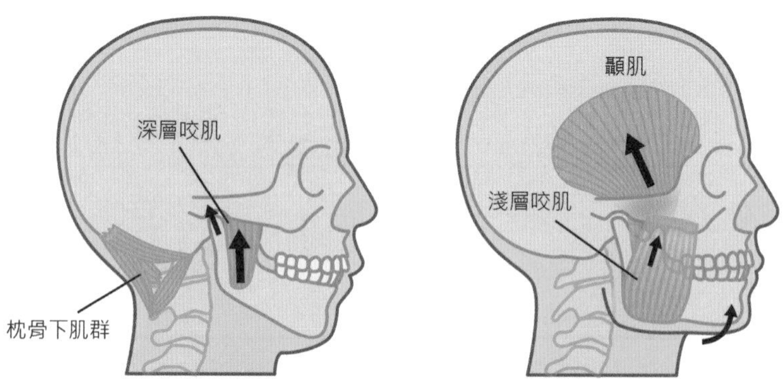

深層咬肌、枕骨下肌群用力
造成下巴陡、小下巴

淺層咬肌、顳肌用力
造成下巴往上轉、國字臉

圖 3-14

顱的型態甚至身體的姿勢來切入評估。因為異常的吞嚥型態，不僅影響牙齒與周圍骨頭的發育，也會直接影響到一個人的體態、動作及呼吸的方式。

看起來微小的動作，每天時時刻刻進行且持續積累，就會發揮巨大作用；同樣地，在齒顎矯正的過程中，若沒有注意到這些細微動作的影響，勢必也會影響到齒顎矯正的治療效率與治療成果，也是矯正結束後，齒列再度凌亂的重要因素。

是否需要改掉異常的吞嚥型態？

說實在的，這很不容易，需要很大的決心與毅力。因為吞嚥屬於下意識的動作，不是由大腦調控，所以需要病患隨時自我覺察；透過長時間的練習及自我提醒，才有機會慢慢修正。而齒顎矯正治療的病人則沒得選擇，改善吞嚥異常的練習是一定要配合的醫囑，因為如果沒有適當改正異常的吞嚥與發音型態，就不容易將牙齒排列理想。

醫師會採用特殊設計的功能性矯正裝置，讓舌頭直接放置於適當的休息與功能性位置，舌頭便無法在錯誤的位置行使功能，同時也讓舌頭適應理想的位置。直接調控舌頭與口腔周圍肌肉，間接調控大腦，讓大腦重新設定回理想的神經肌肉自動控制流程，逐步達成吞嚥動作的修正。但這屬於被動裝置，加上病人積極配合，才能有加倍的效率。

其實只要不影響到正常的口腔肌肉功能，自然可以不用在意。換句話說，如果異常吞嚥已在發音或美觀上產生讓自己在意的問題，再尋求治療即可；或是進入齒列矯正、美容、語音相關治療後，會建議會診牙科醫師，評估舌頭在口腔內習慣的休息與功能位置，是否造成不當推力而影響治療。藉由牙醫師的專業協助，改善舌頭的習慣，甚至藉由齒顎矯正醫師幫忙，擴張顎骨、擴大牙弓，以恢復舌頭的活動空間，讓後續舌頭與其他口腔周圍肌肉的功能逐步恢復正常，不再造成問題。

二 發音的異常型態

錯誤的吞嚥動作與異常的顎骨與齒列互相影響，其中關鍵在於舌頭位置，異常的舌頭靜止或功能性位置，同樣影響著發音的型態。

相對於吞嚥來說，舌頭在說話過程中對牙齒與顎骨的推力雖然不如吞嚥時強而有力；但是發音過程中舌頭習慣位置若出現異常，也會因為舌頭對上下顎骨於牙齒的推力不同，造成牙齒排列上的問題。

這裡簡單用ㄙ與ㄕ的音說明：發ㄙ音時，理想上，舌尖輕輕碰觸下門牙舌側，上下門牙及嘴唇各會微微分開，ㄙ音可以透過舌頭、上顎之間以及唇齒間的縫隙出聲，臉部的表情肌會以微笑嘴形的型態協助ㄙ音的發出。發ㄕ音時，會往上門牙後側的上顎稍微捲舌，上下門牙嘴唇間的細縫會更明顯，ㄕ的音會透過舌尖、上顎之間以及這個空隙出聲，臉部的表情肌會以更加用力的提嘴角肌群輔助ㄕ音，微笑嘴形也更明顯。

而咬合不正與顎骨型態異常的患者，發音的型態也容易出現異常。基本上如同吞嚥異常型態，舌頭的相關位置類似。以下先來看看暴牙與小下巴類型的發音方式有何不同。

暴牙與小下巴的發音問題與影響

暴牙與小下巴的患者，舌頭習慣頂著上門牙，讓上門牙容易往前暴衝出，錯誤的舌頭推力，隨之而來的會有下嘴唇、下巴頦肌與降嘴角肌群過度用力，容易出現小下巴。也因為伴隨有較窄的上顎骨與後縮的下顎，加上凌亂的下門牙與深咬的咬合（下門牙容易咬到上門牙舌側的角質化黏膜），都會讓舌頭活動空間變得狹小。舌頭活動空間受限的結果，說話容易大舌頭，發音的型態也可能從而改變，更加容易ㄙ、ㄕ不分。

暴牙與小下巴的患者，上門牙暴但下巴後縮，

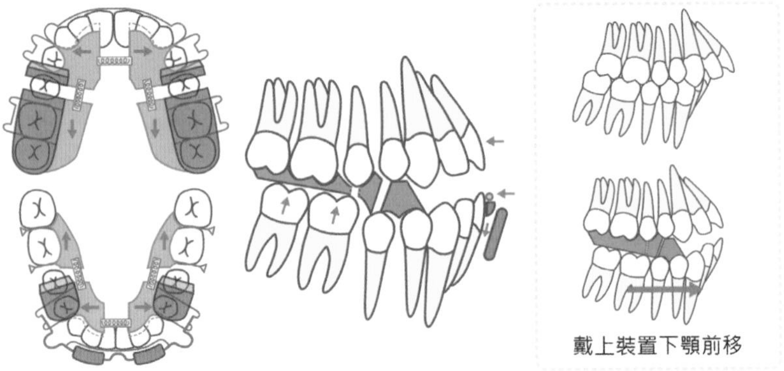

圖 3-15　臨床上使用 Frankle appliance 或我個人修改的 TwinBlock 裝置來改善下巴頦肌過度用力、導致下顎不斷後縮的負面影響。

上顎中央的穹窿（口腔天花板）通常因為顎骨狹窄、鼻功能低下、習慣用口呼吸而變得較深，導致捲舌音不容易正常發出。發ㄙ音時，舌尖會習慣往偏上門牙的位置發音，而發ㄕ音時，舌頭直接將舌尖後方上提來發出ㄕ的音，而不是標準的捲舌音，類似ㄊ的音。由於ㄙ與ㄕ的發音方式相近，所以容易ㄙ、ㄕ不分。臉部的表情肌則會讓嘴角下垂更加明顯，以協助發出ㄙ音。說話時隨時有下嘴唇、下巴頦肌與降嘴角肌過度用力的特徵，這些都是讓下排牙齒容易凌亂的關鍵。

小下巴不只是下巴小，而是無論發音或吞嚥，都出現習慣性收下顎的多餘動作，同時不自覺地低頭、頂出小腹。如果需要長時間或是大聲說話，使用過多肌肉、相關肌肉使用過頭且過度用力，都會讓聲音容易沙啞，甚至無法出聲。這時候不只要多休息，還需要回頭審視發音過程中哪些肌肉不該用力卻用力。這些肌肉需要重新被訓練，改用適當施力方式說話。

小下巴病人需要花點時間，觀察鏡子裡面的自己，覺察異常的狀況，逐步調整改進。知名的亞歷山大（Frederick Matthias Alexander）發明了亞歷山大技巧，他正是透過自我覺察做到的。亞歷山大不僅恢復歌喉，改善自身無法發聲的窘狀，也將之發展成為一門幫助專業人員正確發聲的技術。我也建議齒顎矯正的病人，多注意自己的動作，在矯正期間同時改善，讓矯正成果更加理想且穩定。

戽斗患者是上顎骨發育不理想，但是下顎相對較大，舌頭習慣放置在下門牙舌側。不管是吞嚥或發音，都習慣將舌頭放在下排牙齒舌側行使功能，這時就會出現獨特的發音與相對的臉型。錯誤的舌頭推力，讓上嘴唇與提嘴角肌群習慣用力，上顎骨發育更受到限制，所以鼻功能大多不佳。

發ㄙ音時，舌尖習慣直接放在上門牙前下方的位置發出ㄙ的音；發ㄕ音時，也是舌尖直接放在上門牙前、稍微下方的位置，這也不是標準的捲舌音。臉部的表情肌則是下巴更前移，下嘴唇更往上推，上嘴唇與提嘴角肌更加用力。說話時隨時有上嘴唇與提嘴角肌群過度用力的特徵，這些都是讓上排牙齒容易凌亂的關鍵。

當顎骨發育異常、齒列凌亂與咬合不正，吞嚥的型態就會隨之出現異常；而異常的吞嚥動作也會使這些顎骨與齒列異常。齒顎矯正治療不單是將牙齒重新排列整齊，還要考量這些異常的吞嚥與發音型態，因為異常的口腔周圍肌肉功能，都將是未來牙齒矯正結束後，齒列重新凌亂的因素。即使進行過正顎手術，病人終究也會回復成小下巴或戽斗，這正是只透過手術改變骨頭結構，沒有同時訓練舌頭等肌肉功能的結果。

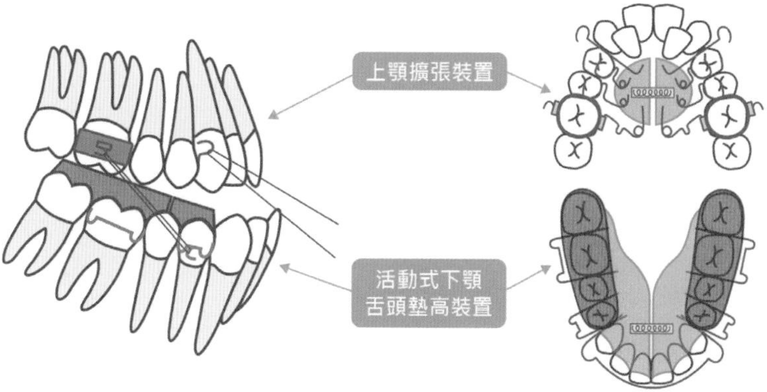

圖 3-16　臨床上使用我個人設計的裝置來促進舌頭推力往上，同時抑制上嘴唇與提嘴角肌群對於上顎骨的過度施力。

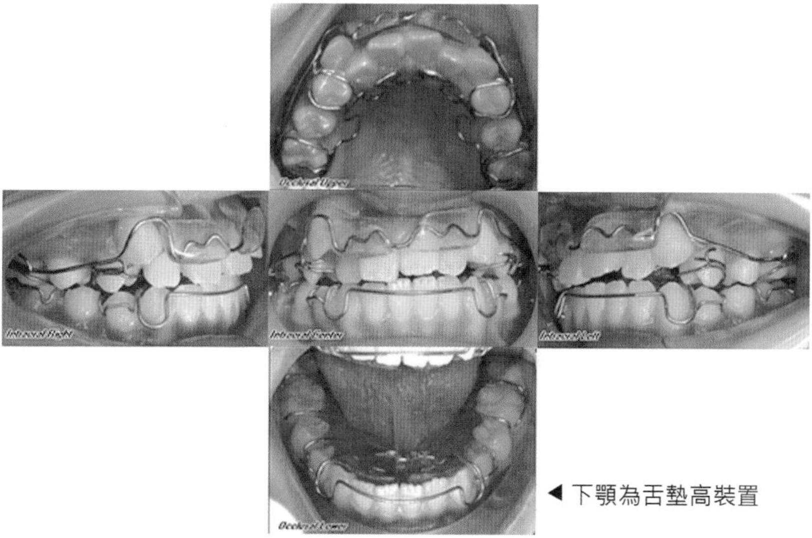

◀ 下顎為舌墊高裝置

圖 3-17

不管是傳統矯正或是透過正顎手術輔助牙齒矯正的病人，初期就要同步進行吞嚥與發音型態的改正，甚至需要搭配與齒顎矯正醫師互相合作的語言治療師，做更細膩的發音與吞嚥訓練。這樣不僅可以減少治療後齒列凌亂、小下巴或戽斗再度出現的機率，也可讓治療成果更加完善及美觀。

另外，開咬的吞嚥型態等較少見的異常類型，原則上也是舌頭在吞嚥時產生異常的推力所致，而咀嚼、發音與吞嚥的詳細機制不在本篇討論範圍，不詳述。如有語言或吞嚥功能問題，還是要請復健科醫師做進一步的診斷與評估。

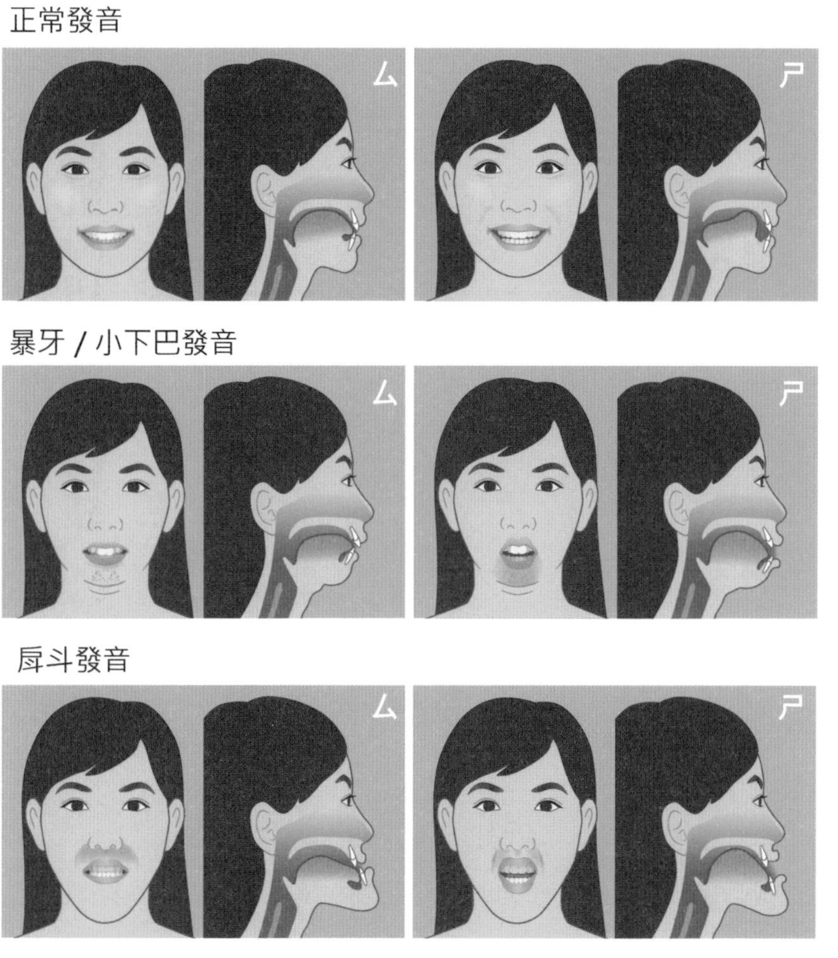

圖 3-18

三

口腔周圍肌肉功能自我訓練

齒顎矯正的治療從傳統僅在意牙齒排列，到以臉型美觀為主要思考方向，對於病患的幫助已經不小，目前開始著重口腔周圍肌肉功能的提升與改正。如果以全人的角度來看待齒列不整與咬合不正，要治療的項目還有頭顱骨的律動、上顎骨中間的鼻道與舌根後方的咽喉氣道空間、舌頭功能的筋膜線（淺前線與深前線）及身體的姿勢與頸椎的角度。

我整理了以下八大項自我訓練，不管想預防矯正，尚無矯正規劃、希望先控制目前的狀況不再惡化，矯正中或是已經完成拔牙矯正了，這些自我訓練都能對身體發揮不小的幫助。

鼻呼吸訓練

所有口腔周圍肌肉功能訓練的基礎，就是呼吸的訓練，呼吸的練習又分成嘴巴習慣緊閉、用鼻子呼吸、提升腹內壓的橫膈膜式呼吸。隨時閉嘴巴除了可以避免用口呼吸，也可以促進舌頭自然往上貼緊上顎，對於促進上顎骨擴張會有幫助。

特別是戽斗的患者，隨時閉嘴巴有助於戽斗臉型的改變，所以多練習、隨時提醒自己用鼻子呼吸，對於牙齒矯正也非常重要。如果行有餘力，可以在吸氣的同時夾緊屁股，吐氣時，舌頭用力頂上顎，增加呼吸的效率。畢竟用嘴巴呼吸時，打鼾與咽喉組織發炎的機率都會大增。

白天：閉嘴巴、鼻呼吸、快步走

每天上班、上學前，先含一口溫水再出門。尤其趕時間時絕對會快步走，到學校或公司再吞下去，這樣一路上就同時達到訓練目標了。

晚上：睡覺貼嘴巴

意識清醒時可以提醒嘴巴閉著、用鼻子呼吸，然而睡覺時，除非已經做了大量的閉嘴巴練習與舌頭肌力訓練，不然大部分的矯

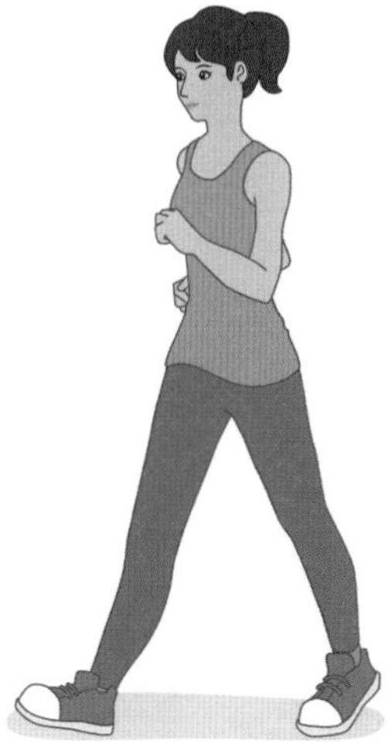

圖 3-19

正病人都建議睡覺貼嘴巴，以保持白天訓練的成果。習慣貼嘴巴睡覺後，隔天的精神通常會變得比較好，這是因為身體在睡眠期間，獲得的氧氣供給增加，體力較好的緣故。

貼嘴巴的方式：貼倒八字，保留嘴巴稍微通氣的路徑，因為初期還不熟悉用鼻子呼吸睡覺的習慣；適應後就完全貼緊嘴巴。

貼之前，可將頭尾反黏一小段，方便撕下。睡眠中如果鼻塞，手就會不自覺地把膠帶撕掉；如果是感冒或鼻子過敏等造成鼻塞，鼻子無法快速自然通暢時，建議暫時先不要貼嘴巴，以免發生危險。

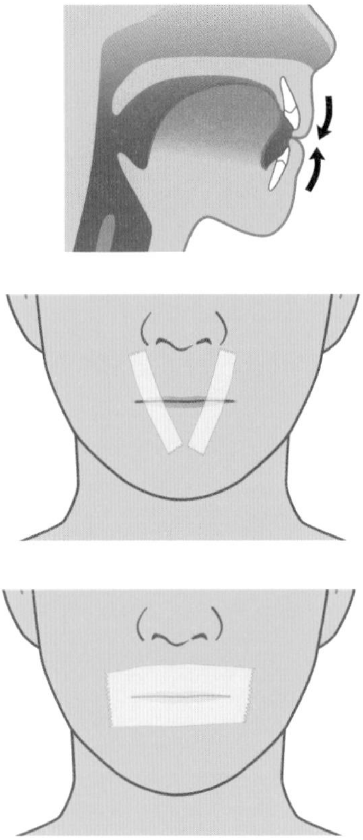

圖 3-20

怎麼解除鼻塞？

要解決鼻塞問題，就要善用二氧化碳濃度增加的影響，一方面讓微血管擴張，一方面發揮波爾效應，短短三到五分鐘內就恢復鼻子的功能：

步驟一：含溫水，舌頭上頂。透過溫暖的口腔來溫暖鼻腔，同時避免用嘴巴呼吸。

步驟二：用手捏著鼻子。吐完氣捏鼻，先暫時停止呼吸，讓身體的二氧化碳濃度慢慢增加。

步驟三：持續性抬頭與低頭，或是左右擺頭、左右搖頭。依序輪流動作增加身體氧氣的耗用程度。

步驟四：喘不過氣的時候放開鼻子。慢慢吸氣，愈慢愈好，一急，氣流的擾動會讓鼻塞更嚴重。

步驟五：重複步驟一到四。必要時可以捏著鼻子快步來回走，增加二氧化碳的濃度。

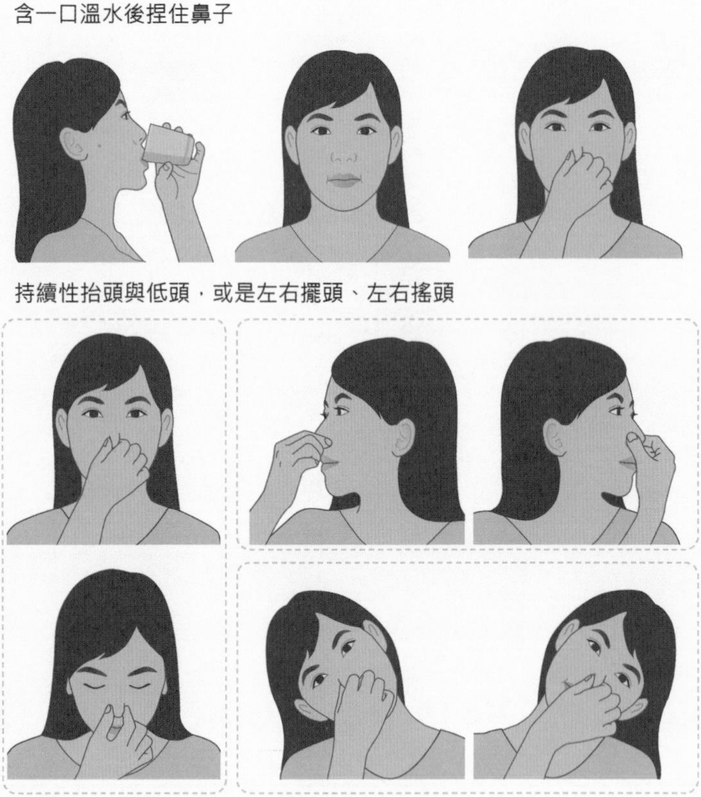
含一口溫水後捏住鼻子
持續性抬頭與低頭，或是左右擺頭、左右搖頭

圖 3-21　Buteyko 呼吸法練習

鼻子過敏舒緩

齒顎矯正治療要成功，請病人改掉用嘴巴呼吸的習慣是很重要的關鍵，而不要用嘴巴呼吸，首先就是要改善鼻子過敏，這部分當然是以耳鼻喉科醫師診斷與初步治療為主。

鼻子功能改善後，就要努力改用鼻子呼吸。因為這是下意識的習慣，不容易改，所以我會建議病人循序漸進，先從提升嘴唇張力做起，再開始強制用鼻子呼吸。

這邊提供幾種自主改善鼻塞過敏的做法，可自行選擇幾項做法，搭配耳鼻喉科醫師的治療，必能事半功倍獲得最佳的效果。

首先是提醒自己隨時用鼻子呼吸，很簡單，用進廢退，要讓鼻子功能好就是多使用鼻子呼吸。接著要增加嘴唇張力，讓嘴唇容易閉合，除了前面含水快步走練習能有所幫助，後續提到的嘴唇張力訓練也是很重要的練習。最後是透過下嘴唇下緣塗綠油精等味道刺激的方式，強迫病人不

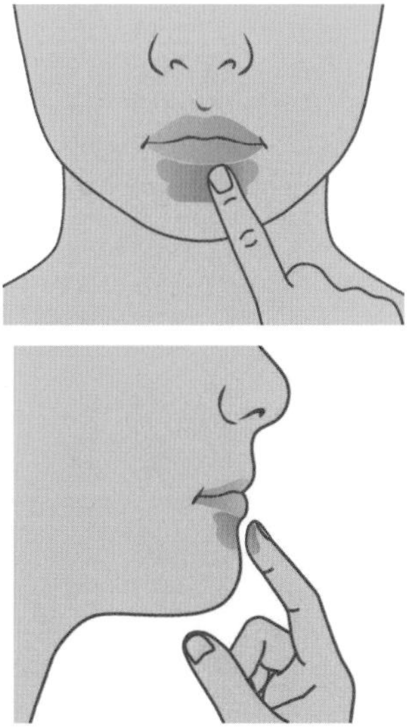

圖 3-22

好用嘴巴呼吸——過涼的味道會刺激喉嚨，這是不得已的方法。

習慣鼻子呼吸後，鼻子功能大部分會改善，有時若鼻子還是會出現鼻塞的問題，如為感冒症狀，建議請耳鼻喉科、家庭醫學科、小兒科醫師評估治療；如果不是，可能是頭、頸部血液循環出現問題。頭部的血液經過靜脈往下的能力降低，造成血液可能往頭部血管通透性高的部位流動，直到頭部血壓提高到改善靜脈回流為止。頭部血管通透性最高的就是鼻腔黏膜，所以最容易鼻塞。

嘴唇張力訓練

要擺脫長期「口呼吸」的習慣，就要大量進行嘴唇張力訓練，讓嘴唇周圍的口輪匝肌回復應有的彈性與張力。搭配前面的閉口練習，才可能讓習慣張開嘴巴的病人，逐漸達到改善口呼吸的不良習慣。以下分享的訓練都很容易上手：

一、嘴唇含厚紙板、湯匙練習

注意牙齒不可咬到。

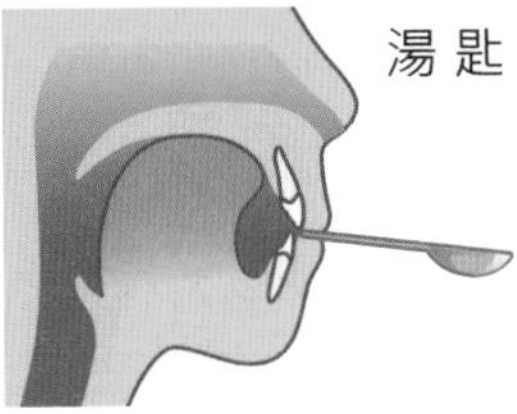

圖 3-23

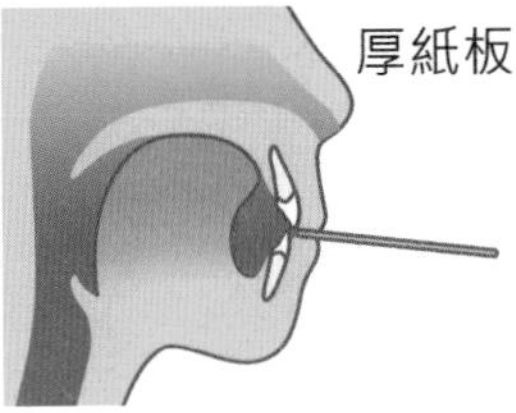

圖 3-24

二、舌頭頂嘴唇用力繞圈

1. 上下嘴唇緊閉。
2. 用舌頭往前推著嘴唇周圍繞圈。
3. 每次練習建議一百下，於每天不同時段中練習五到十次。

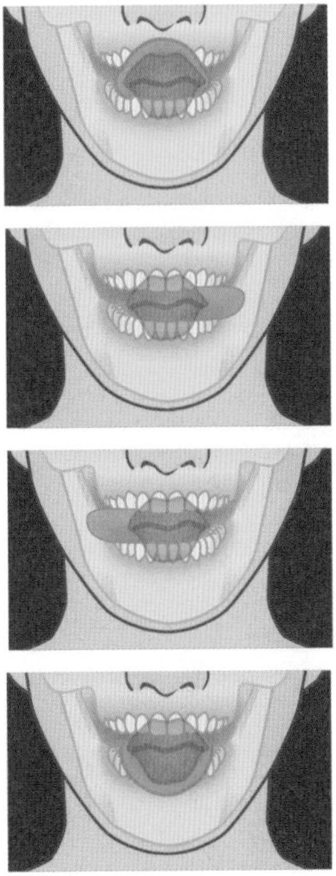

圖 3-25

三、抿嘴唇彈開

1. 輕輕抿著上下嘴唇。
2. 當嘴唇內產生真空時，將上下嘴唇彈開，產生啵的聲音。
3. 每次練習建議一百下，於每天不同時段中練習二到四次。

四、以嘴唇張力訓練器輔助

如果沒辦法靠自我練習來改善嘴唇張力，這時就會考慮採用嘴唇張力訓練器來做輔助練習。練習方式分為前拉練習、上下左右與左下和右下拉動練習。

透過嘴唇張力訓練，可以讓頭、頸部的血流量增加。不僅提升嘴唇張力，改善口呼吸壞習慣，還可以間接提升舌頭肌力。血流量增加，頭、頸部血氧量也會因而增加，因此可做為協助改善齒列不整與其他頭、頸部

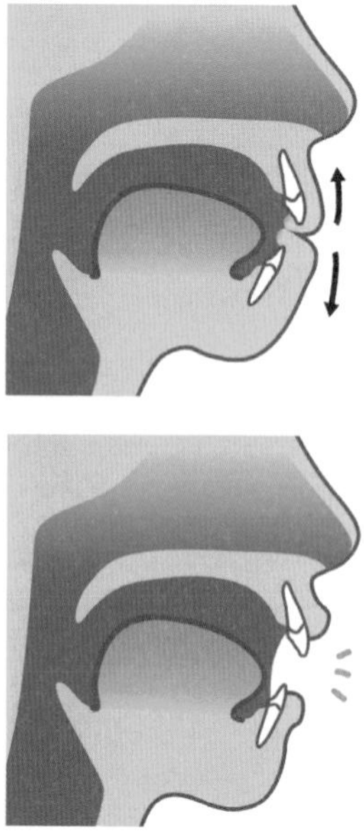

圖 3-26

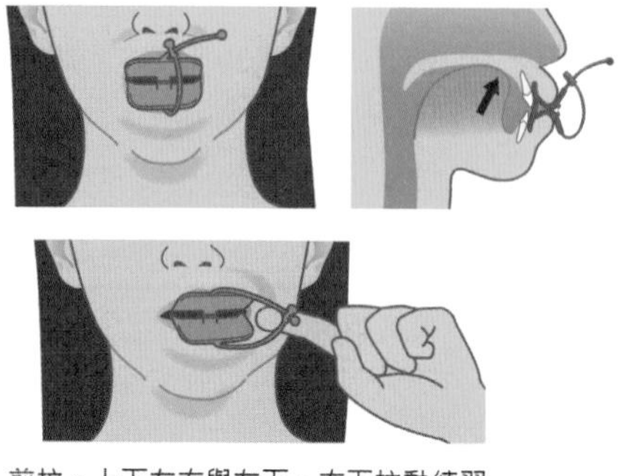

前拉、上下左右與左下、右下拉動練習

圖 3-27

疾病的練習。

舌頭訓練

口腔周圍肌肉功能的訓練，首重舌頭功能訓練，在確定沒有舌繫帶沾黏問題影響舌頭功能之後，擴張顎骨的同時，也需要同時提升舌頭肌肉的力量。一方面恢復舌頭輔助的咀嚼、吞嚥、發音等功能，二方面也希望強化舌頭功能以輔助顎骨的擴張，兩者相輔相成，才會有理想的矯正成果。

另外，由於舌頭肌力提升後，舌頭容易貼著上顎，臉型會因此變漂亮，舌頭往上緊貼上顎，等於擴張舌根後方的咽喉氣道，呼吸道暢通，身體自然變得更加健康，舌肌力的訓練可以說是一舉數得。

關於舌頭肌肉功能訓練有兩項：

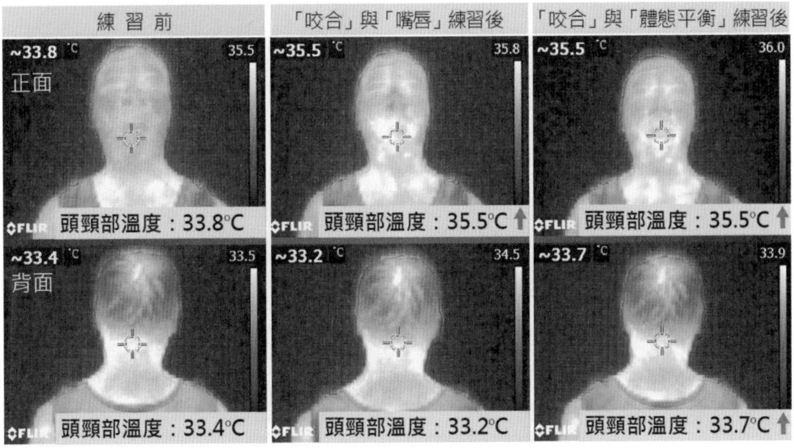

圖 3-28　練習前後的紅外線照片

一、彈舌頭

1. 舌頭前端頂著上顎，讓舌頭後上方產生真空。
2. 將舌頭往下彈到舌底，產生「答」的聲音。
3. 每次練習五分鐘，建議早晚都練習，練到速度夠快且聲音夠大。

二、彈舌根

1. 將舌頭和舌根往上緊貼，確認舌根貼著上顎及左右兩顆大臼齒。
2. 將舌上方的口水吸乾，產生真空。
3. 稍微用力將舌頭往下彈開。

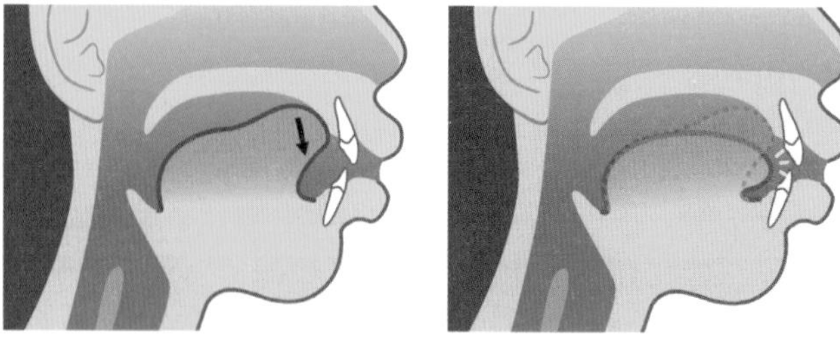

圖 3-29　彈舌頭

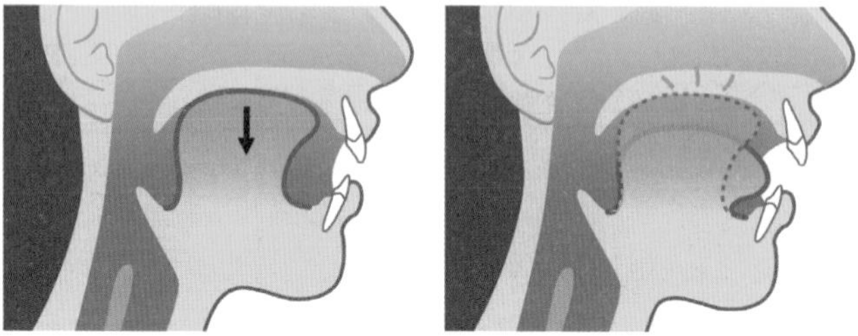

圖 3-30　彈舌根

4. 每次練習五分鐘。建議早晚都練習，練到速度夠快且聲音夠大。

三、舌頂上顎

用舌頭將口香糖往上平貼且壓平。

咀嚼訓練

舌頭力量增強，可以輔助進食時咀嚼的效率。食物除了靠上下排牙齒咬碎、磨碎，也需要舌頭與臉頰肌肉的幫忙，迅速將食物推往牙齒咬合面，讓牙齒可以盡快將尚未咬碎的食物磨碎。舌頭力量增強的同時，也應該做咀嚼的訓練，讓牙齒矯正的過程中，可以重新學習咀嚼的方式，進而加快矯正速度，牙齒矯正的效果與牙齒矯正完成後的咀嚼能力同步提升。

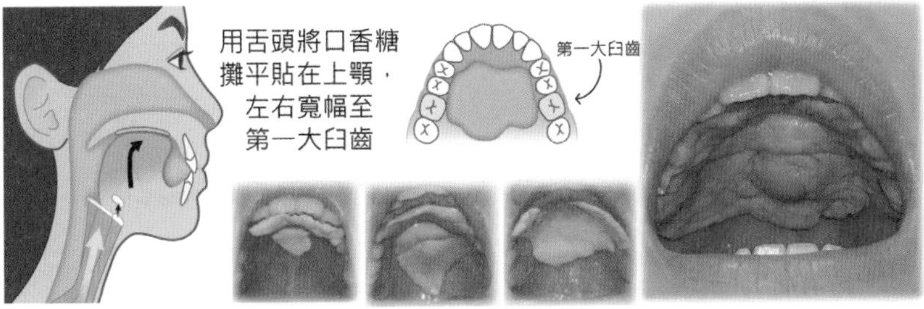
用舌頭將口香糖
攤平貼在上顎，
左右寬幅至
第一大臼齒
第一大臼齒

圖 3-31　舌頂上顎

1. 選擇稍有硬度、比較需要咀嚼的食物，例如蘋果、芭樂與堅果類。
2. 將水果切丁，或是一次兩、三顆堅果，一口的量不要太大。
3. 務必閉上嘴巴咀嚼。一方面加強嘴唇的力量，二方面增加咀嚼肌群的嚼食能力。
4. 放入嘴巴，以咬磨的方式做練習。
5. 多一些左右磨碎食物的動作。特別是暴牙與戽斗的咬合型態只以上下咬為主，需要提醒自己注意動作。
6. 輪流左右咀嚼，分別訓練兩邊的咀嚼肌肉，下巴也會在左右均衡咀嚼的練習中產生對稱的臉型。
7. 每口咀嚼一百下。要將食物咀嚼成食糜，再將食糜咀嚼成湯汁，一分鐘就練習一口。

練習要多用心，就像背單字一樣，需要提高到意識層面思

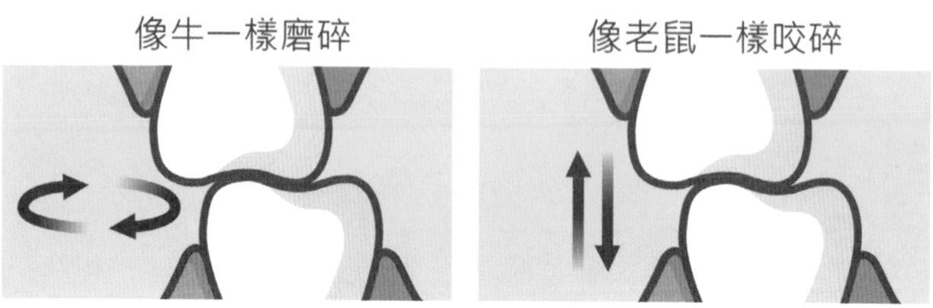

圖 3-32

考與確認。練習次數不用多，只要確實做好每一口咀嚼與吞嚥，而且要每天練習。經過一個月，吃飯的習慣逐漸改善後，就可以減少咀嚼練習的次數。

吞嚥訓練

吞嚥練習難度高很多，因此做吞嚥練習前，務必循序漸進，做好舌肌力與嘴唇張力的練習；等到舌頭力量逐漸改善，再開始吞嚥練習會比較適當。當然，搭配專業的齒顎矯正醫師有計畫性地擴張顎骨與牙弓，可以讓練習事半功倍。

關於吞嚥型態的說明，請參考八十五頁的吞嚥功能評估，確認自己的吞嚥方式是否正確，盡量避免自己獨特卻可能錯誤的吞嚥型態——避免錯誤是改善吞嚥過程中最重要的一點。

含水開口吞嚥

1. 含一小口水，愈小口愈好，避免嗆到。
2. 保持上、下牙齒與上、下嘴唇分開，用舌頭將水往上推動
3. 直到舌頭從上門牙舌側往後，不再碰觸到上門牙為止。試著把這口水往咽喉移動，以

產生吞嚥反射動作，讓水往喉嚨方向吞下。

4. 動作請慢，不要著急。如果覺得困難，可以稍微仰頭或低頭來幫助吞下水。

練習時不要太勉強，吞不下去時，寧可放輕鬆用原來的方式吞下，接著重新練習。務必保持輕鬆，才有辦法順利做好含水開口吞嚥的練習。

當可以完成含水開口吞嚥，表示已經了解正確的吞嚥是靠舌頭力量達成，而不是靠牙齒緊咬與臉頰出力。這時就可以加快練習的腳步：

1. 張開嘴巴，將上下排牙齒與上下嘴唇分開。
2. 直接用舌頭的力量將口水吞下。
3. 每天練習從五十下開始，有時間就多練習。

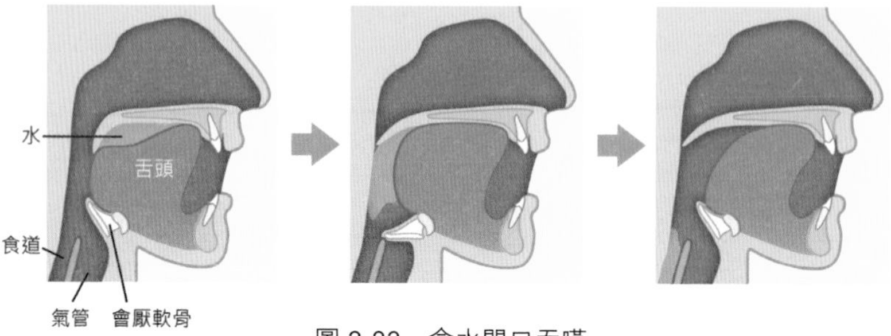

圖 3-33　含水開口吞嚥

本練習對於改善臉型與牙齒的排列有非常關鍵的助益。如果覺得困難，試著咬壓舌板或吸管，循序漸進地練習。練習時記得勿將吸管咬扁。

發音訓練

齒顎矯正偏重的發音練習，主要是針對影響前牙齒列為主的捲舌音，其中又以中文的「四十」開始的數字為練習重點。進行四十開始的數字練習之前，建議先從容易發出捲舌音的「七十」開始。

一、「七十七」數五十遍

練習的重點在「十」的捲舌音。為了達

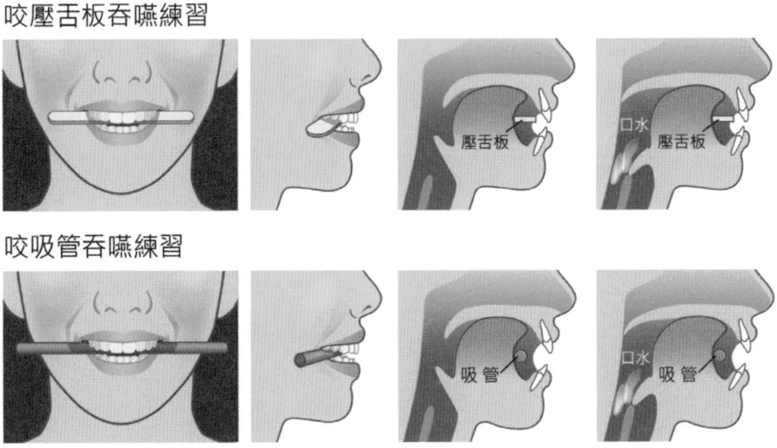

註：練習時請勿將吸管咬扁

圖 3-34

到練習目的，請在數「十」的同時，睜大眼睛，提高顴肌，盡量將嘴角左右張開。

二、「四十四」數五十遍

對舌頭活動空間不理想的患者來說，將四十四念清楚會非常吃力，請盡量先將「七十七」的練習確實做好。

進行「四十四」的發音練習時，練習重點還是在「十」的捲舌音，請在數「十」的同時，睜大眼睛，提高顴肌，盡量將嘴角左右張開。

本練習主要在改善影響齒列的關鍵捲舌音，與一般以語言治療為目的的相關訓練不同，如有語言相關問題，建議您另外諮詢專業醫師做診斷與治療。

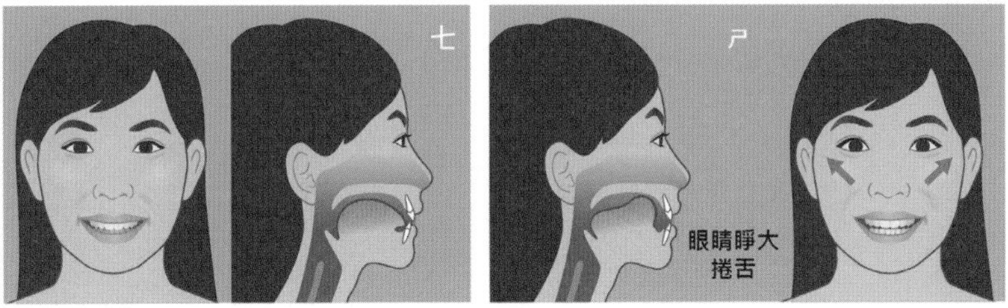

圖 3-35　發音訓練：七十七

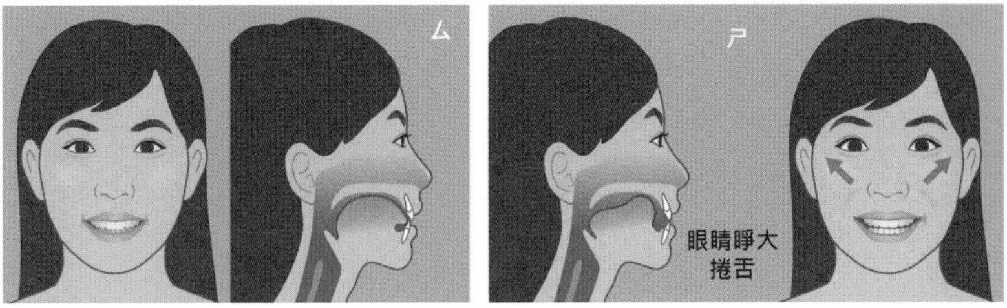

圖 3-36　發音訓練：四十四

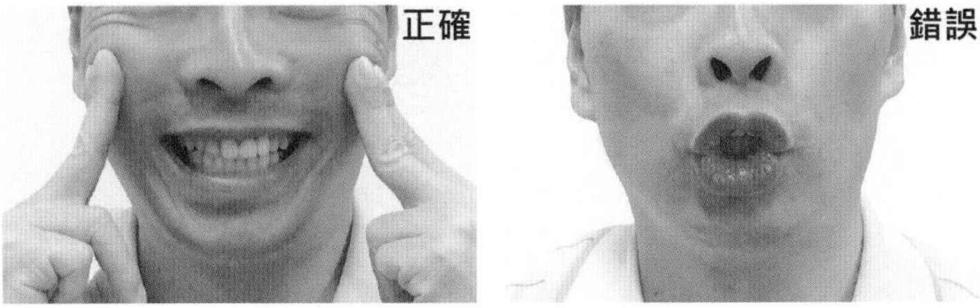

練習發音「十」請提高顴肌，嘴角左右張開。

圖 3-37

表情訓練（微笑訓練）

壓舌板輔助訓練

1. 嘴唇自然呈現微笑曲線，特別是下巴頦肌習慣過度用力的狀況會立即解除。如此才有機會讓下巴往前長出來，戽斗患者可以藉此加快臉型的改變。
2. 請將壓舌板咬在後牙區，舌頭往上頂著上顎。
3. 盡量將嘴角往外、往後移動，達成練習。

舒緩咀嚼肌群訓練

下巴較平、下巴過陡、戽斗等病人需要額外做這項練習，以減輕特定咀嚼肌肉過度緊

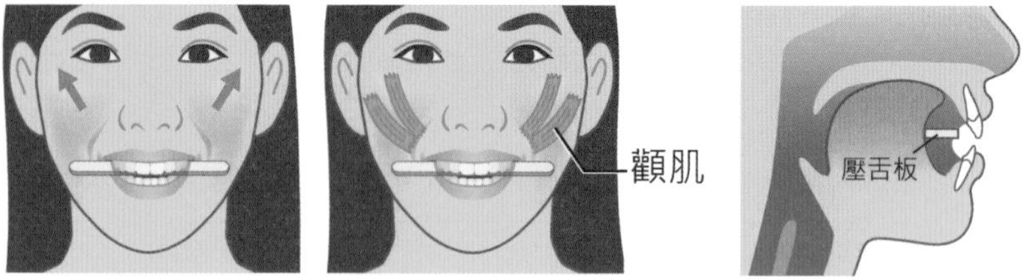

圖 3-38　壓舌板輔助訓練

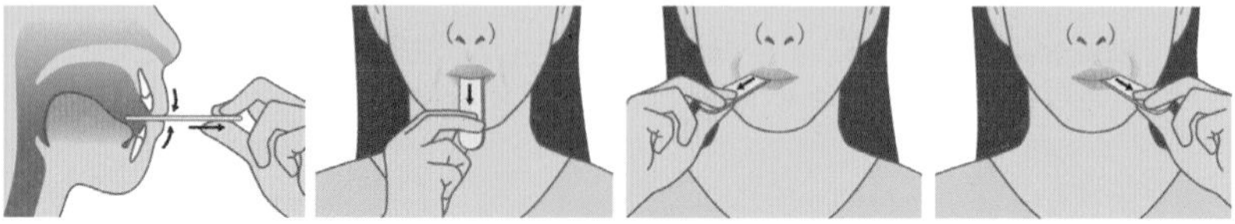

圖 3-39　壓舌板輔助訓練

繃、影響矯正治療的問題。此外，這些訓練還有附加價值，就是可以瘦小臉、改善臉型。不用上醫美微整型，也可以變美唷！

一、舒緩顳肌

國字臉者一定要練習。顳肌的位置包含太陽穴及耳朵上方的區域。練習時：

1. 同時用十隻手指輕敲顳肌。
2. 每次輕敲三十到五十下，早晚各做一次。
3. 特別是下巴平的患者，常常顳肌會過度緊繃；如果容易偏頭痛，甚至要往上敲到頭頂，舒緩更大面積的頭部筋膜。
4. 通常做任何敲擊動作（活化大腦感覺區）時，可以同時在心裡稱讚自己，與下意識對話。舒緩顳肌，

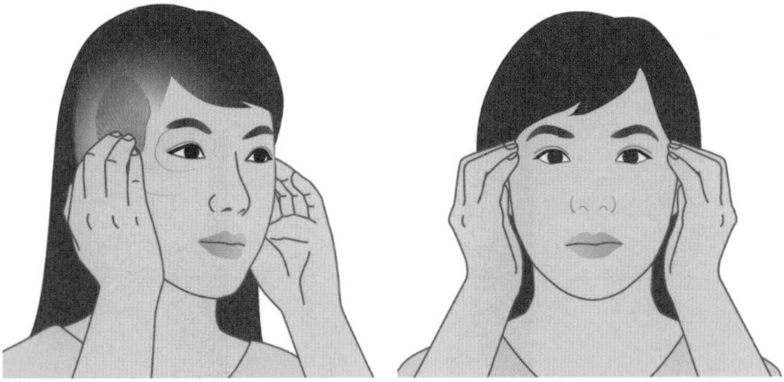

圖 3-40　舒緩顳肌

也順便紓解心理壓力。

二、舒緩咬肌

國字臉者一定要練習。現代人生活步調快且工作壓力大，幾乎無時無刻都緊咬著咬肌，可以說，身體上和心理一樣承受最多壓力的部位就是臉頰咬肌。

1. 用雙手手指或刮痧板等工具，由上而下按壓咬肌。
2. 建議每天早晚各做五十到一百下。

舒緩咬肌需要多花時間。如果順利舒緩，不僅可以讓頭、頸部不緊繃，也可以讓四肢的活動範圍增大。對齒顎矯正醫師而言，也比較容易改善深咬與咬合歪斜。

三、舒緩張口肌群

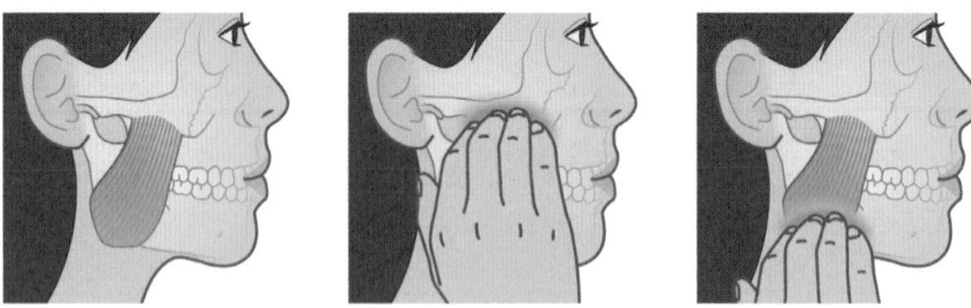

圖 3-41　舒緩咬肌

張開嘴時牽涉到的肌肉很多，除了需要用手按壓的咬肌，還有對應咬肌、卻位在下巴骨頭內側的內翼肌、顳顎關節位置的外翼肌、下巴舌骨周圍的二腹肌等。

1. 讓舌頭頂著上顎。
2. 慢慢將嘴張到最大，要張得夠開，開到耳朵有緊繃的感覺，並維持五秒鐘。
3. 舌頭可以在張大嘴後放鬆回到原位。
4. 建議每天早晚各做十到二十下。

如果做得正確，可以改善張開嘴時顳顎關節疼痛或發出聲音的症狀，也可以幫忙下巴回到比較理想的相對位置。

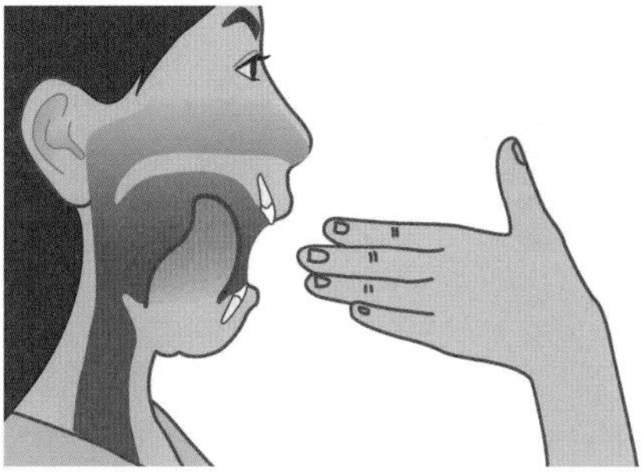

圖 3-42　舒緩張口肌群

四、舒緩舌骨周圍肌群

針對暴牙與小下巴的患者，需要特別加強舌骨周圍肌群的舒緩。此方式可舒緩舌下肌群，幫助改善症狀。方式是：

1. 將下巴往前移動，讓下門牙咬在上門牙的前方。
2. 手插腰，牙齒咬合維持不動。
3. 頭慢慢抬高，直到感覺下巴下方的肌肉緊繃。
4. 身體向後仰，讓舌骨周圍的肌肉可以拉到緊繃。
5. 建議每天早晚各做五十到一百下。

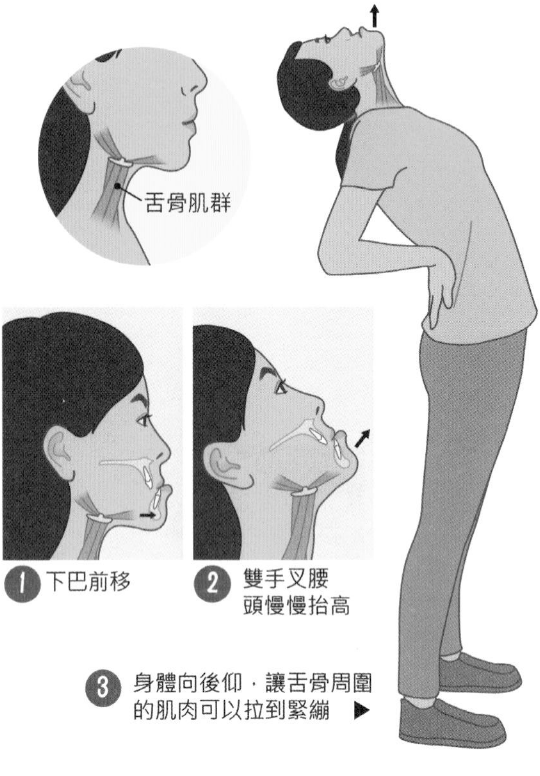

圖 3-43　舒緩舌骨周圍肌群

五、舒緩二腹肌後腹

針對有下巴歪斜的病人，還需要額外舒緩所謂的二腹肌後腹：

1. 下巴往前移動，讓下門牙咬在上門牙前方的咬合位置。
2. 頭往上抬高，直到下巴緊繃為止。
3. 將拇指放在耳垂後方，往前壓著下巴骨頭後緣的內側。
4. 往下按壓，直到下巴角的位置。通常有脊椎側彎與下巴歪斜的病人，比較容易有痠痛的感覺。
5. 建議每天早晚各做十到二十下。

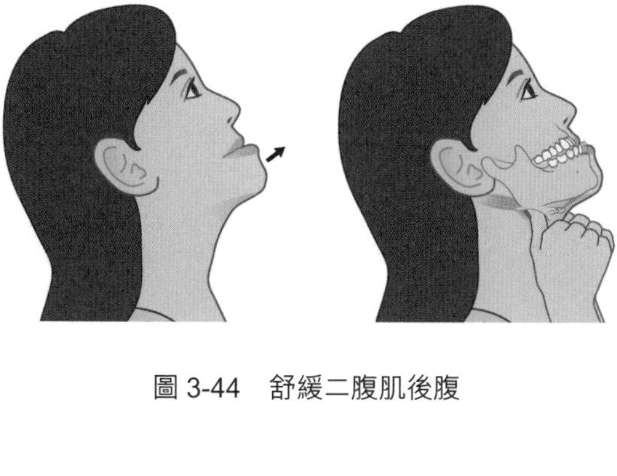

圖 3-44　舒緩二腹肌後腹

以上的訓練項目不是我一個人想出來的。除了我的研究之外，更匯集了國內外最新的矯正資訊。每一個訓練、每一種裝置，只要持續確實練習，一定會有效果。

剛開始做這些訓練，也許會覺得有點辛苦；但是就和運動一樣，我們不也每天都要運動，身體才健康嗎？如果想預防小孩將來需要矯正，或雖有狀況但不想矯正，只希望狀況別再惡化，認真做這些運動絕對有幫助。如果已在矯正中，或以前拔牙矯正過，現在逐漸出現一些顳顎關節疼痛、齒列再度凌亂等問題時，儘管目前還沒有人研究出拔牙矯正問題的補救措施，但只要認真且持續地訓練，以我目前接觸到的案例顯示，確實仍能帶來幫助。相信這些訓練真的很重要，而且很有價值。

第4章

牙齒、呼吸與全身體態息息相關

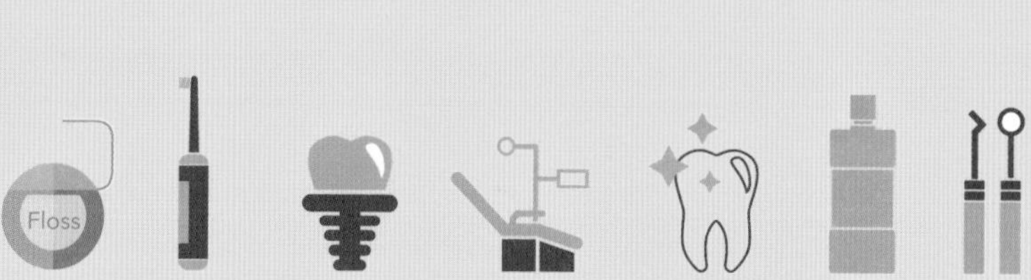

一

臉型的由來——頭顱骨的生物性律動

牙齒排列是否整齊，以及上下排牙齒的咬合是否對合理想，主要受到牙齒周圍顎骨的大小與位置影響，一旦出現不理想的顎骨型態，舌頭與牙齒周圍的肌肉組織會因應異常的活動空間而產生相對應的功能，進而加重牙齒排列與咬合對合的異常。可以說，如果想要了解一個人牙齒排列的問題，就應該先認識牙齒周圍顎骨在生長發育過程與執行一般功能時的獨特性。也許，我們就可以比較了解為什麼臉部的習慣動作，會是造成齒列不整的關鍵原因。

認識頭顱骨

談矯正卻說起頭顱，看似無關，其實大有關係。人的頭部包括包覆大腦的頭顱骨，構成臉型的顏面骨，以及牙齒周圍的上下顎骨。這些骨頭的交界處，例如上下顎骨之間是牙齒咬合接觸位置；其他頭部的骨頭都是直接相接，稱為骨縫。骨縫中間有連接骨頭的纖維，也有提供再生的幹細胞。頭顱的每一塊骨頭就是藉由骨縫中間的幹細胞再生，才能在生長發育過程中，逐漸變成較大的顱骨。終其一生，這些幹細胞都會不斷再生；不僅如此，頭顱骨的骨縫在人的一生中也不會鈣化成堅硬的頭骨。因應腦脊髓液的代謝、分泌，這些骨縫彷彿擁有活性，為頭顱每一塊骨頭持續的擴張與收縮律動提供緩衝，有點類似磁磚因應熱脹冷縮的間隙。

每一塊頭顱骨都有其特定的律動，每分鐘大約六到八次不間斷地活動。這些律動會受到附著在骨頭上的肌肉、肌筋膜與舌頭推力、咀嚼與發音等動作的外來力量影響，造成律動的方向及形變的差異，間接影響臉型，譬如形成寬臉、窄臉等。可以說頭顱骨與口顎肌肉、舌頭、上下牙弓的顎骨之間，存在著細微而微妙的互動關係。

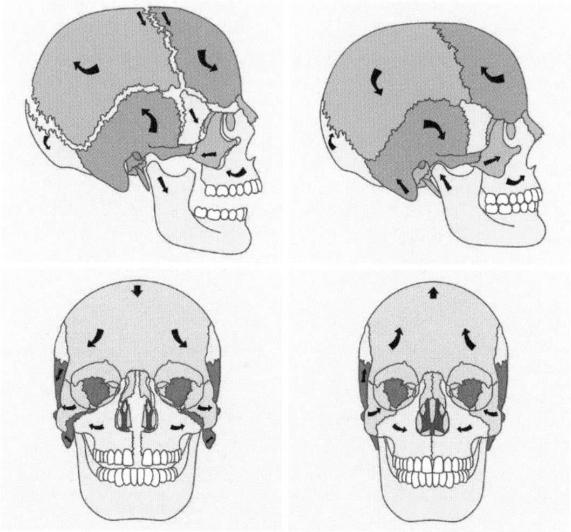

圖 4-1　頭顱骨的律動

牙齒與顎骨相交接的牙齒韌帶中，有相連的纖維，也有幹細胞，其實也算是骨縫的一種。熟知功能性齒顎矯正的牙醫師會善用這個骨縫的再生能力，讓牙齒適當移動，進而完成牙齒矯正；甚至也可以藉由牙周韌帶這個「骨縫有再生能力」的特徵，以輕微的力量將牙齒往外側移動，來獲得牙齒周圍顎骨的往外增生，幫助狹小的顎骨擴張，解決顎骨狹小不足以排列牙齒的窘境。

頭顱骨律動

頭顱骨的每一個骨塊都有其特

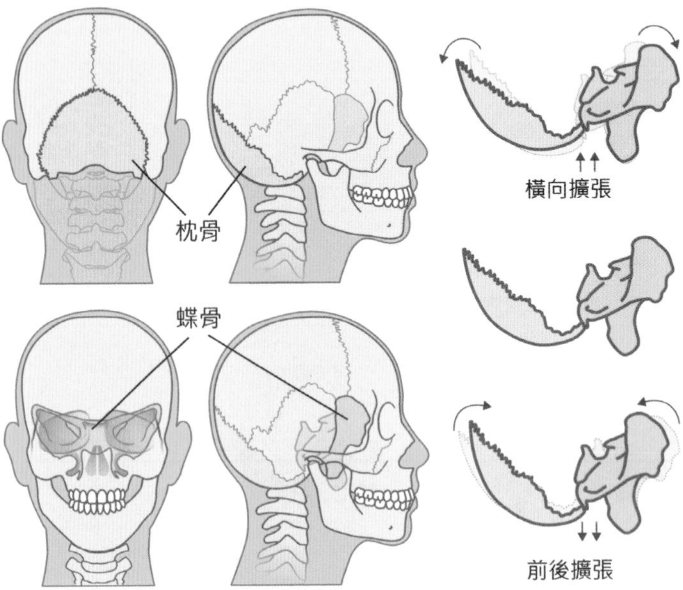

圖 4-2

定的律動，這在研究核磁共振的學術文章中早已獲得證實。而頭顱的理想與異常律動中，目前普遍是以位在顱底的蝶骨與枕骨兩個頭顱骨為診斷基準，這兩個關鍵的頭顱骨有其特定的律動模式，圖 4-2 顯示了橫向擴張與前後擴張的理想位置。

枕骨

首先來看枕骨。枕骨前三分之一下方是枕骨大孔，下面承接著頸椎。枕骨的正常律動事實上會牽引著頸椎產生特定的律動。當枕骨處於橫向擴張時，枕骨前緣會往上高升，靠近枕骨大孔的頸椎最上方也會被往前牽引，這時候整個頸椎會過直，甚至反向彎曲（反C字形）。當枕骨處於前後擴張時，枕骨前緣會往下降低，靠近枕骨大孔的頸椎最上方則會被往後牽引，這時候整個頸椎會呈現過度彎曲。

不僅如此，枕骨的律動，也會和整個脊椎的最上方及最下方的薦椎產生一致的律動，比較明顯的是薦骨。當枕骨橫向擴張時，薦骨會往前明顯彎曲；當枕骨前後擴張時，薦骨則往後伸直，這樣的一致性已經在「頭薦骨治療」這個名稱中開門見山地點出，說明頭顱骨與脊椎律動的相關性。不過身體的部分，還會受到橫膈膜等五大筋膜是否緊繃而影響相關的律動。

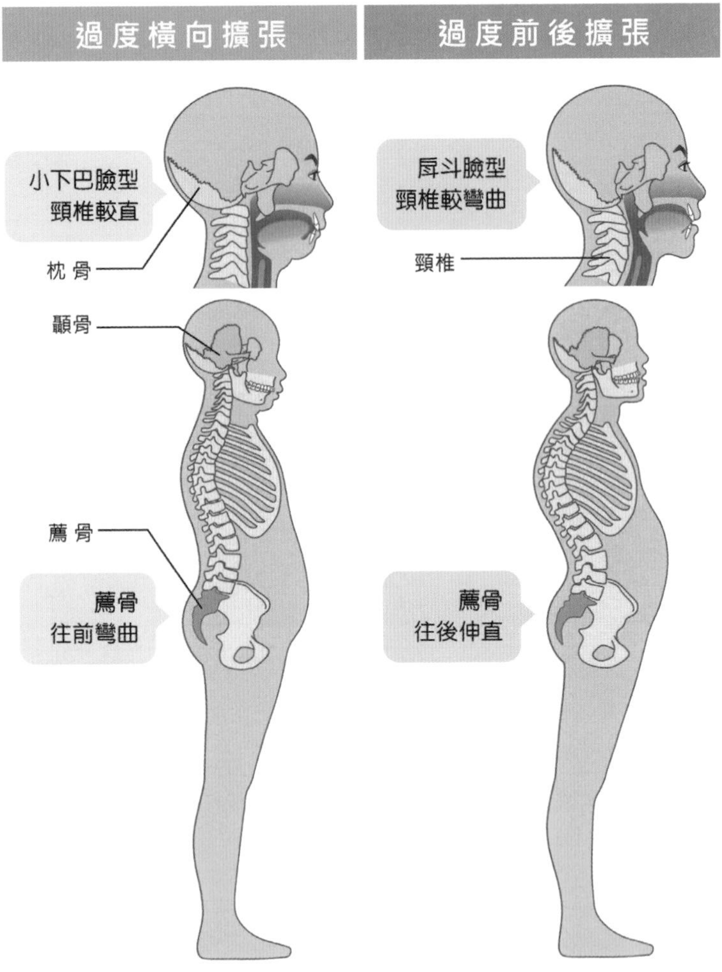

圖 4-3　枕骨與薦骨的律動

顳骨

枕骨的外上方是顳骨，大概是耳朵周圍的位置，往前延伸出大家誤認為顴骨的顴弓（還是顳骨）；而顴骨前下方、大約在耳孔正前方有個凹窩，有與下顎骨相交接的顳顎關節，所以下顎骨的位置與顳骨息息相關。

枕骨與顳骨、下顎骨的律動

枕骨在橫向擴張與前後擴張時，顳顎與下顎骨都隨時緊跟著出現一致性的律動。如果枕骨出現過度橫向擴張，整個顳骨會往外擴張，但是顳骨前下方會往後轉動。顳顎關節的位置往後的結果，就是下顎骨會隨之往後，出現小下巴的臉型。

反之，枕骨如果出現過度前後擴張，顳骨會往內，但是顳骨前下方會往前移動，顳顎關節往前移動的結果，就是下顎骨往前，下巴會變得明顯，容易出現戽斗的臉型。

加上剛剛頸椎的彎曲狀況，常常可以看到戽斗的病人有彎曲的頸椎，小下巴的病人有過直甚至呈反C形的頸椎，這些都是枕骨位置造成的。下顎出現過度橫向擴張時，下顎骨後移往往容易壓迫咽喉氣道，所以常常可以在這類病人身上觀察到雙下巴，這是舌頭活動空間不足、往咽喉方向墜落的結果。同時咽喉氣道會因此變得狹窄，容易打鼾與出現睡眠呼吸中止的症狀。

比較特別的是，顳骨與髂骨的律動是一致的，顳骨過度偏向橫向擴張時（較寬），髂骨也會偏向過度橫向擴張（較寬）；顳骨偏向過度前後擴張時（較窄），髂骨也是。過窄的狀況下，多做一些蹲坐的動作，對擴張骨盆與顳骨都有幫助。

蝶骨與上顎骨的律動

蝶骨是頭顱骨唯一與所有頭顱部分都相連的顱骨。上方是大腦，前方是眼睛，前下方是鼻腔，後方剛好與枕骨相交接，蝶骨也透過顎骨與上顎骨（也稱作上頜骨）相交接。

蝶骨的律動直接牽引著上顎骨的律動，如果蝶骨出現過度橫向擴張，會直接帶動上顎骨出現往後、往外與往下的過度橫向擴張律動；反之，蝶骨出現過度前後擴張時，會直接帶動上顎骨出現往前、往內與往上的過度前後擴張律動。

一旦上顎骨出現過度橫向擴張律動時，容易出現前顎骨發育擴張不足。簡單說，就是上顎骨比較後縮，顎骨後方的翼顎窩狹窄，導致三叉神經節（sphenopalatine ganglion）被壓迫。鼻子容易過敏，加上中臉部容易發育不理想，看起來比較沒有精神，這時候容易出現戽斗的咬合型態。

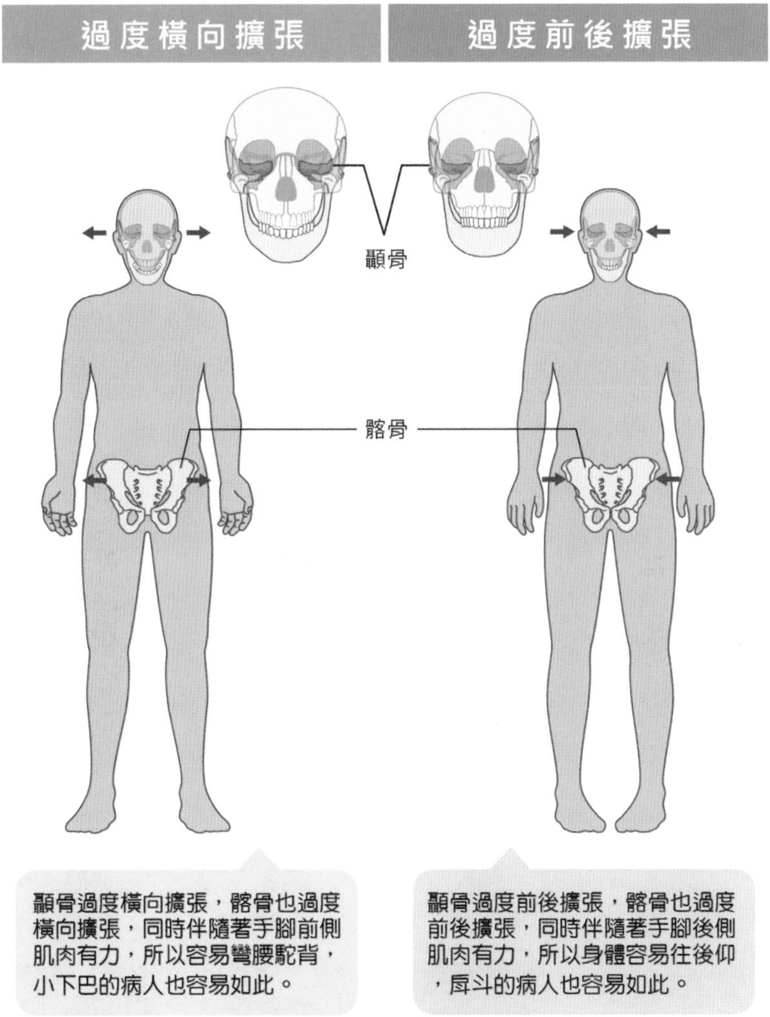
過度橫向擴張
過度前後擴張
顳骨
髂骨
顳骨過度橫向擴張，髂骨也過度橫向擴張，同時伴隨著手腳前側肌肉有力，所以容易彎腰駝背，小下巴的病人也容易如此。
顳骨過度前後擴張，髂骨也過度前後擴張，同時伴隨著手腳後側肌肉有力，所以身體容易往後仰，戽斗的病人也容易如此。

圖 4-4　顳骨與髂骨的律動

而上顎骨出現過度前後擴張律動時，容易出現上顎骨左右狹窄，鼻子因狹窄而鼻塞。雖然上顎骨相對比較往前，但是牙弓也容易狹窄而出現暴牙。若是有用口呼吸的習慣，暴牙就更加嚴重，舌頭力量一旦不足，出現小下巴同時暴牙的機率就更高。

蝶骨與枕骨的律動，可以說幾乎決定了上顎骨與下顎骨的位置，也決定了上下排牙齒咬合的位置；同時，蝶骨影響鼻子是否容易過敏或鼻塞，枕骨影響咽喉氣道是否狹窄而容易打鼾或睡眠呼吸中止；如果又出現舌頭與口腔周圍肌肉功能異常的問題，往往又會讓顎骨擴張的能力出現異常，產生更多牙齒與咬合的問題。

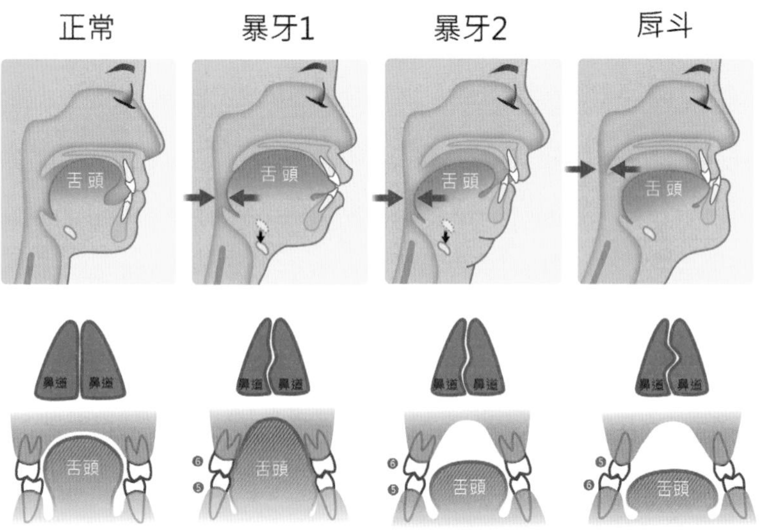

圖 4-5　蝶骨與上顎骨律動對鼻道的影響

當頭顱律動產生特定型態時，就會產生各種頭顱形變（詳細說明請見附錄二），接著產生各種牙齒咬合結果。不僅如此，頭顱特定的律動，也會讓身體產生特定的律動，特別是脊椎、薦骨與骨盆。對身體影響較大的是枕骨的律動，枕骨過度橫向擴張時，身體容易出現四肢外展的體態，反之則是四肢內收。事實上整個身體的姿勢都會受到影響，身體特定的經絡與筋膜線也會同時出現變動。

頭薦骨律動與舌頭

這些頭薦骨律動中有個特殊關鍵，就是舌頭。前面已經提過很多舌頭的影響；在頭薦骨的部分，舌頭是否輕頂上顎、力量是否足夠，也會影響到頭薦骨的律動。就如前面提到過的，牙齒咬合與上下顎骨、蝶骨、枕骨有密切的相關性，整個頭薦骨的律動是以蝶枕軟骨關節為核心。

要影響這個關鍵，頸椎、顳顎關節、牙齒咬合處於非常關鍵的位置。如果加上舌頭的支撐，由於舌根的舌骨周圍肌肉直接與下顎骨相連，影響著下顎的張口動作與下顎位置，再往下影響著身體前方的深前線與淺前線筋膜。舌頭力量一旦足夠，不用太大，就已經足夠改善上顎骨的律動。舌頭力量愈足夠，上下排牙齒平常就愈不需要緊咬，不僅下顎位置益發自然協調，顳顎關節也比較少有疼痛或發炎的症狀。

練習吞嚥動作之後，牙關緊咬、鼻子容易鼻塞以及肩頸痠痛的症狀，都有獲得改善或舒緩的趨勢，所以多進行舌頭功能的相關訓練，對口顎系統絕對有好處。

Dentalclinic

感受頭顱骨的律動——舒緩頭顱骨的方式

一、頭薦骨舒緩枕骨（CV4）

趁著睡覺時，試著將雙手放在家人的枕骨下，也就是正躺時的頭部下方。安靜、用心去感覺，會發現頭顱像在呼吸一樣，脹縮或前後搖擺。不到三、五分鐘，家人就會舒服地睡著，這是非常實用的一種放鬆術。而人會互動，這時的你可能也有睡意了！

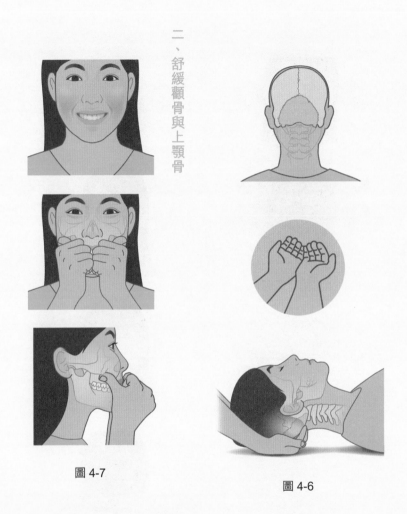

圖 4-6

二、舒緩顴骨與上顎骨

圖 4-7

三、觸覺及電位差舒緩頭顱

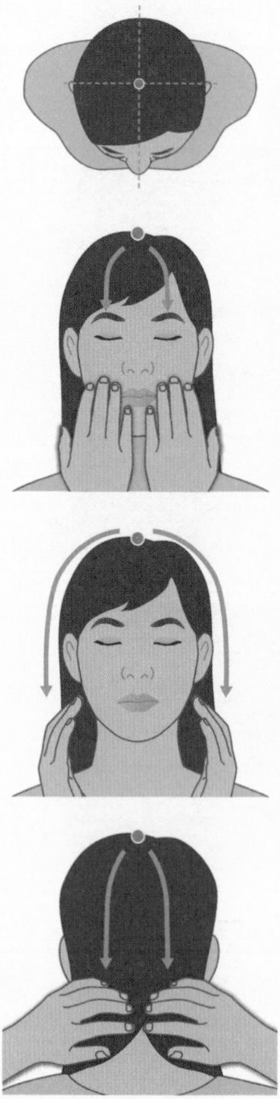

圖 4-8

四、舌頂上顎拉耳朵，往外、往後四十五度

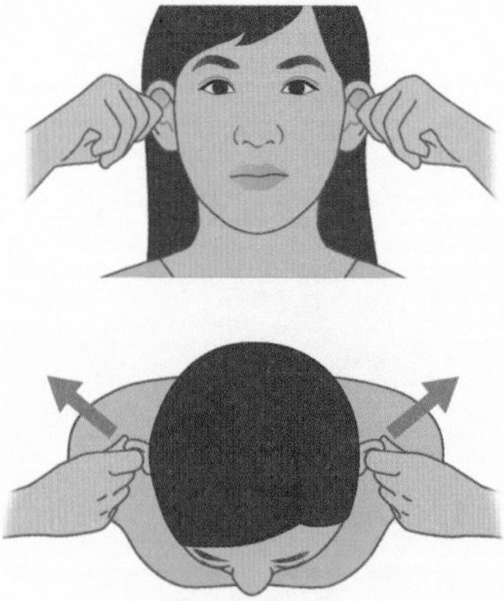

圖 4-9

二 拔不拔牙，大有關係

其實，不光是頭顱骨有特定律動，牙齒也有其特定律動，只是移動量非常細微，用肉眼不容易觀察到。臨床上，有時候會採取應用肌動力學檢測身體的問題，當然也可以應用於檢測牙齒的位置：透過深層呼吸，大力吸氣後屏住氣，或是大力吐氣後屏住氣，檢測個別牙齒處在標準律動、過度橫向擴張或是過度前後擴張；若有過度擴張，再透過適當的方式來改善牙齒位置。

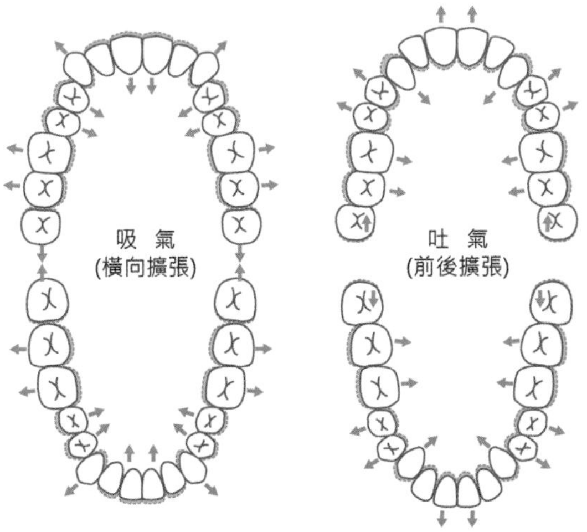

圖 4-10

牙齒的律動與呼吸

以暴牙病人為例，若檢測門牙的律動會發現，暴牙患者的門牙會在過度前後擴張的位置。我們希望將暴牙慢慢往後移動到正常律動的位置，也就是說，吐氣後或是吸氣後的門牙肌力測試都正常，這是對身體健康最為理想的位置。只是這樣的檢測實在費工，除非是身體特別有狀況的病人，才會這樣細膩檢測，大部分病人還是以美觀為主，檢測為輔。

比較有趣的是，暴牙的病人一旦拔了牙齒，並將拔牙空間關閉後，常常可以檢測出這些病人的門牙變成過度橫向擴張，也就是說，對於牙齒的律動來說，已經過

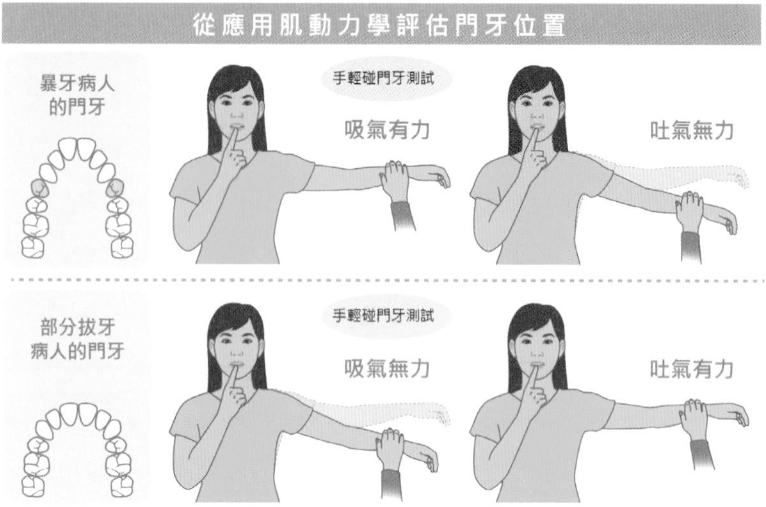

圖 4-11

度往舌側，理論上應該要慢慢往前移動，只是病人都在意好不容易達到的美觀成果，少有病人願意將門牙再往前推，少部分咽喉氣道已經過度狹窄的病人，才會不得不重新將牙弓擴張，以改善呼吸品質。

對身體健康的病人而言，門牙過度橫向或前後律動，對健康的影響不大；少數病人則會受到影響。舉例來說，剛剛提到上顎門牙暴牙，表示門牙處在過度前後擴張的位置。以應用肌動力學的方式檢測，請病人用手指輕碰上門牙區，同時請病人吸氣，吸氣後屏住氣的同時做臂力測試。因門牙暴牙，已是過度前後擴張，深層吸氣讓門牙可以往後移動，是符合身體需要的，所以臂力檢測會呈現有力的結果；而深層吐氣則讓已經前暴的門牙更往前移動，不符合身體需求，所以臂力測試顯示無力的結果。

也可以說，移動前暴的牙齒往舌側時，會讓病人些微增強吸氣的能力，可是如果移動門牙往舌側的距離太遠，例如部分拔牙矯正讓門牙過度往內（舌側）傾倒，做門牙的應用肌動力學檢測時，就會反過來變成吸氣無力、吐氣有力的狀況，與暴牙的檢測結果相反，當然會對身體健康造成負面的影響。

這些影響也許微乎其微，卻可能是影響身體健康的關鍵，因此咽喉氣道狹窄的患者需要特別小心。

拔牙矯正將原本暴牙的牙齒往舌側移動過度後，這時做吸氣檢測，手臂就會變得沒有力氣，勉強可以這樣說，牙齒移動到讓吸氣變弱的位置，當然會對身體健康造成負面的影響，只是這些影響也許微乎其微；少部分身體健康不理想的病人，才會產生相對較大的影響。另外，一般臨床在考慮是否拔牙矯正前，最好先檢視咽喉氣道是否過度狹窄。在DNA appliance的功能性矯正課程中，會建議矯正醫師評估咽喉氣道的暢通程度：懸壅垂後方建議厚度至少十公釐，舌後與舌下咽喉後方建議厚度至少十三公釐，兩個位置的寬度會建議三十公釐（每個人的身體結構稍有差異），避免拔牙後，牙齒排列壓縮到舌頭活動空間，進而壓迫咽喉氣道。

應用肌動力學的檢測是脊骨牙醫學（chirodontics）很重視的流程，這道流程在臺灣還不多見。其實本書提到不少理論與方法，相信對於大眾而言都是陌生的，譬如頭薦骨律動、應用肌動力學，但是我多年來涉獵不同醫學層面的知識，特別是歐美許多已經整合的專業醫學課程，我益發體認到人體是個非常微妙而精密的構造，需要學習大量新觀念、大量練習與各種不同診療角度的相互印證，才有機會為病人帶來最大的助益。每一個看似不起眼的構造或部位，其實都扮演著如小螺絲釘的角色，絕對有其重要性與必要性，而且與身體的整個系統呈現的互動，可以說是牽一髮動全身。少了一個螺絲釘，全身可能就必須因應這個變化而做出調整。

這樣的調整有一個原則，就是以維持生命主要功能為優先，次要功能會被犧牲，所以少了一個螺絲釘尚且如此，一次少了好幾顆螺絲釘，會不會影響到生命的重要功能？這是我比較擔心的。在維護整體健康的觀念

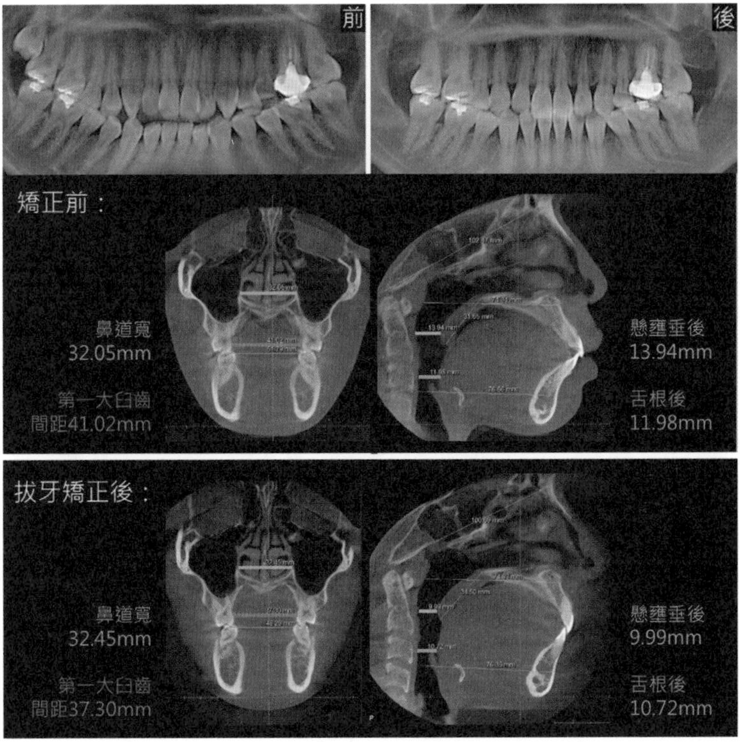

圖 4-12　拔牙矯正前後的氣道寬度變化

下，我會建議盡量不要拔牙，甚至要拔牙寧可不矯正，因為拔掉的是好好的牙齒，多可惜。

雖然不拔牙的說法稍微鄉愿了，而且事實上，這樣的論述與目前的主流療法相違背。採用拔牙矯正治療也好，不拔牙矯正治療也好，本書的目標在於闡述各種不造成身體負面影響的做法，讓病人與醫師可以採用，避免拔牙。不過，這本書傳達的當然是我個人的看法。在齒顎矯正治療上，其他治療方式如正顎手術、傳統矯正，還是有其功能與存在的價值。

拔牙讓上顎骨提前縮小

不只拔牙可能影響咽喉氣道的可能性需要注意，上下顎骨的生長發育也需要考量。德國知名矯正醫師蘇菲．曼佐博士（Dr. Sophie Elizabeth Menzel）來臺灣演講時也提到，上顎骨大小會受到牙齒數量的影響而維持不變或是縮小，這是上顎骨一輩子的趨勢。隨著年紀增加，上顎骨會自然往後、往中間吸收，而下顎骨則是往外。也就是說，下顎骨不會因為拔牙而產生大小的改變，但是上顎骨就會受到拔牙矯正的影響，進而讓整個上顎骨因此縮小。

上顎骨變小會直接導致前顎骨後縮，前顎骨大約是位在上顎四顆門牙的位置，對頭薦骨律動而言有其關鍵性。因為組成整個頭顱的每一個骨塊，都會受到前顎骨與下顎骨位置影響；一旦前顎骨後縮，不僅影響到整個頭顱骨的律動，最麻煩的是有限縮舌頭活動空間的疑慮，等於是上顎骨的縮小，本身就會造成舌頭休息與功能性的位置改變，影響劇烈。

雖然下顎骨不會因為拔牙而改變形狀，但是如同帽子的上顎變小、後移，一旦上顎骨後縮，下顎骨為了取得平衡，也會隨之變小、後移。不同於拔牙讓整個牙弓變小，上述情況是整個下顎骨往後移動，提早讓下顎骨變成過度橫向擴張。

人一輩子上顎骨趨向狹窄
下顎骨則會變得較寬

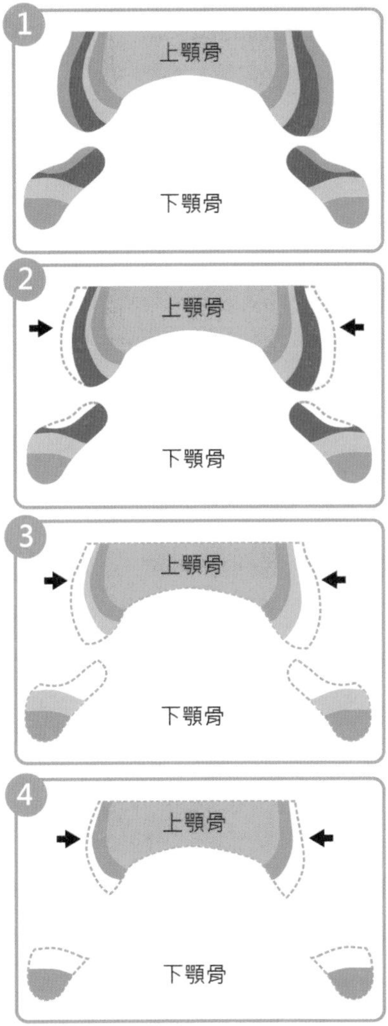

圖 4-13

舌根後墜，影響頸椎

舌根後墜也無可避免，而且會連帶影響顳骨、枕骨的相關律動，進而造成頸椎彎曲度的改變。牽一髮動全身，下顎後上方的顳顎關節常常是最早受到影響的，一旦下顎整個被迫後縮，下顎後上方的顳顎關節勢必受到壓迫，這也是拔牙矯正容易有顳顎關節問題的關鍵原因。一旦有症狀要處理，就應將上述整個變化理清，才有機會慢慢回復原狀。

拔牙讓臉頰凹陷？

網路上的熱門議題談到，拔牙矯正會造

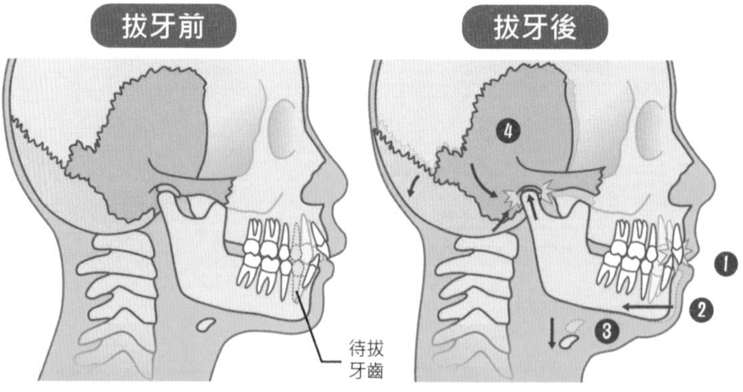

1.上顎骨因為拔牙而牙弓變小，上門牙後退。
2.下咬合為了對合上牙弓，所以被迫後退導致顳顎關節上頂出現症狀。
3.舌頭更因為下門牙後退而出現舌根後墜，容易打鼾。
4.顳顎關節往後上方頂，使顳骨、枕骨連帶轉動，頸椎變成過度往前彎曲。

圖 4-14

成臉部凹陷的困擾。這其實很難避免，不過，臉部凹陷是骨頭的問題，特別是上顎骨的影響最大，所以我們還是要從上顎骨的觀點來看待這件事情。

如果是骨骼性暴牙，牙齒拔了之後，往往牙齒可以後退，可是骨頭依舊停留在原來前暴的位置，美觀上不容易改善。有時候矯正醫師為了美觀，將門牙盡量往後移動，反而使門牙過度往內傾倒。美觀改善了，但是門牙位置過度往內，還是會有其他問題產生。至於避免的方法，只要在治療過程中，多與醫師討論門牙的角度是否太過內倒，雙方取得共識，就可以避免自己感受不佳的困擾。

一般來說，骨頭與牙齒有往前暴出的病人，依照頭顱骨律動的觀念，大部分會有牙齒的牙弓左右較為狹窄的特色，如果有眼距窄、鼻子窄、鼻孔窄與牙弓窄等上顎骨呈現左右缺乏擴張的律動，這時候就容易出現暴牙。拔牙矯正對於中臉部凹陷的影響較小，只是很難改善呼吸道窄的問題，所以我建議以橫向擴張取代拔牙，但是若想改善暴牙，難度則相對較高。

如果是上顎骨比較後縮，門牙只好往前歪斜來對合咬合，依照頭顱骨律動的觀念，大部分會有牙齒的左右牙弓較為寬闊的特色，會有眼距寬、鼻子寬、鼻孔寬與牙弓寬等上顎骨呈現左右過度擴張的律動，這時候就容易上顎骨後縮，也就是中臉部凹陷的臉型，可是視覺上同時還是有暴牙的感覺，其實是門牙角度往前傾斜。微笑時，上嘴唇容易往後、往上滑動，牙齦容易露出，這時候拔牙來改善暴牙，就比較容易陷入臉部凹陷的臉型，當然，患者的臉部表情、特別的嘴唇習慣，也都會影響，並非單一的因素。

牙齒拔了怎麼辦？

看了這一章，相信很多做過齒顎矯正且拔了牙齒的病人會感到疑惑與憂心。這不是我寫本書的目的。事實上，在絕大部分的狀況下，即使拔除牙齒矯正，也不致對身體有任何立即性傷害。只要身體沒有特殊症狀，便可以不用多煩惱。部分因此有打鼾或睡眠呼吸中止症相關症狀的病人，我習慣轉介鼻喉科或牙醫師做睡眠呼吸中止症的進階評估與下顎前移止鼾裝置的治療；至於睡眠呼吸中止症的治療，是我在研究所的主要研究方向。目前治療的趨勢是以口腔內的下顎前移裝置、陽壓呼吸器，以及搭配舌肌力訓練。如果沒有特殊症狀，多做第三章所提到的各種練習，特別是舌頭靈巧度與舌肌力的提升，都可以盡量避免相關的後遺症發生。

嚴重咽喉氣道狹窄或是拔牙過多而有咬合歪斜的病人，重新治療可能就是必要的。這類病人在矯正治療前，應該就已經有咽喉氣道狹窄，或是原本咬合就已經歪斜。只是之前沒有牙科電腦斷層做診斷輔助，很難發現咬合歪斜，矯正治療結束後，情況更加嚴重則在所難免。

重新展開治療

重新治療的難度其實頗高，我簡單說明治療的可能流程，以及幾種可能用得到的治療手法給大家參考。首先是透過牙科的X光影像，診斷、評估咽喉氣道是否過度狹窄？咬合與身體結構是否歪斜？

如下圖案例，病人的咽喉氣道變得非常狹窄，牙齒咬合的歪斜也非常嚴重。當務之急是恢復呼吸道功能！因此先用活動式矯正裝置將牙齒咬合墊高，同時讓下顎盡量前移。至於歪斜，一方面要透過矯正裝置改變咬合歪斜，勢必也要搭配復健科醫師的身體姿勢調整與復健——身體歪斜久了，需要輔以一些舒緩頭顱骨縫的技術，讓咬合調整可以加

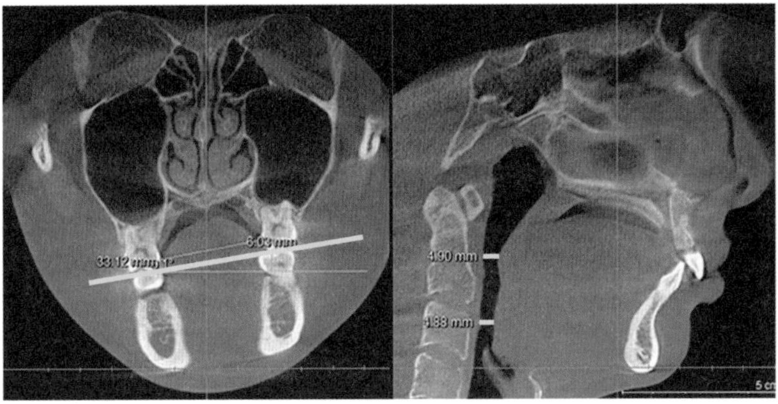

圖 4-15　咽喉氣道明顯變得狹窄

快。病人也需要開始運動，游泳和快走等強調身體左右對稱的運動都適合。

接著透過各種檢測流程，輔助診斷，例如採用功能神經學的方法，做牙齒咬合歪斜的簡單評估。功能神經學檢測以各方向眼球運動同時測量近端肌肉力量，評估小腦、中腦、橋腦與部分大腦等平衡系統的狀況，再給予單側咬合墊高，或是頸椎內核心肌群調控的治療，幫助腦平衡系統功能的促進。

「牙齒的水床」——墊高咬合

確認哪一側咬合需要墊高，以及改變牙齒咬合或歪斜的方向後，就需要檢測神經肌肉功能，雙重確認，可以採用 Mytronics 公司知名的神經肌肉放鬆與檢測裝置協助（K7 與 J5）。確認咀嚼肌群最放鬆的狀態後，逐步製作適合病人的咬合墊高裝置，臨床上也會採用一種叫做 Aqualizer 的產品，

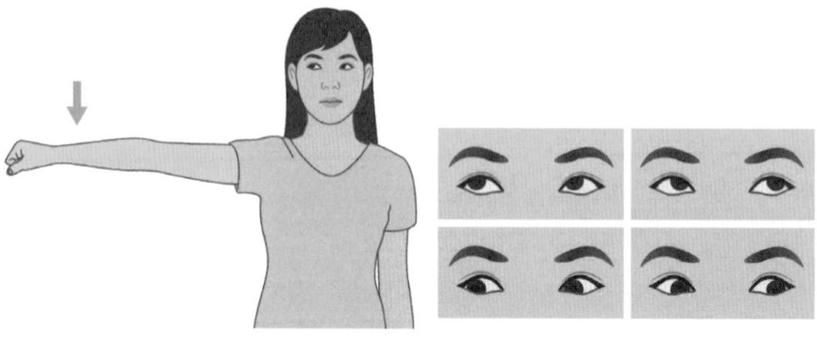

圖 4-16

我們習慣叫作「牙齒的水床」，可以配戴一至二週，也可以獲得左右平衡的下顎位置來簡單幫忙。

在咀嚼肌肉最放鬆狀態下獲得的咬合紀錄，透過功能神經學的方式重複確認後，就會與矯正裝置搭配，逐步改善咬合甚至頭顱的歪斜，其中會用到輕力矯正裝置 ALF——後面章節會再說明——以及結合應用肌動力學技術來檢測頭顱骨律動的 Cranio-Somatic Therapy 治療方法，這部分的治療困難度就高了，有興趣的讀者可以自行參考附錄四的網站資訊。

咬合歪斜通常伴隨頭顱形變的問題，不僅臉會歪斜，對身體體態、姿勢都會有影響，只要左右後頭顱的律動不相同，枕骨就會歪斜；枕骨歪斜，枕骨大孔下方的頸椎勢必跟著歪斜，這就是

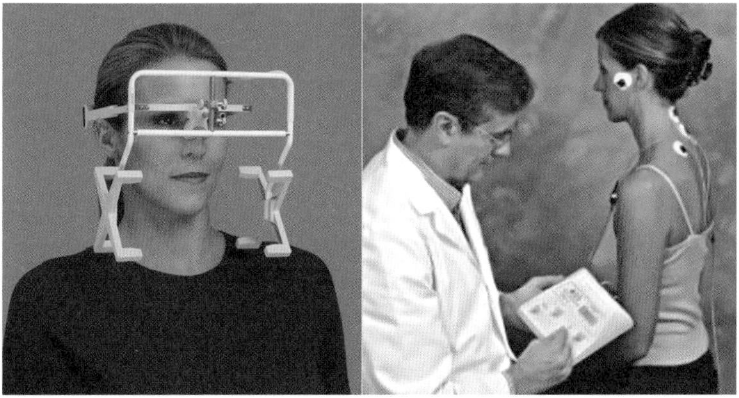

圖 4-17　圖片重製已獲得 Myotronics 公司許可（Reproduced with permission of Myotronics, Inc.）

頭薦骨律動對身體歪斜的影響。當然，除了脊骨牙醫學提到的結構力學造成的歪斜，這邊提到的頭薦骨律動造成的歪斜，其實腦神經系統也與體態平衡系統息息相關，更與身體的歪斜有密切的關聯性。

三

牙齒咬合決定體態平衡

前顎骨是上下顎骨律動的樞紐

前面提到，前顎骨與下顎骨等於是頭顱律動的關鍵鎖鑰。先以上顎骨來說，因為拔牙，前顎骨受到門牙往舌側移動而相對後縮，也許大小不見得改變，但是前顎骨往後的趨勢，等於造就整個上顎骨律動變成容易過度橫向擴張。

上顎骨過度橫向擴張的結果，是上顎骨容易往後、往下與往外擴張，特別是往下的趨勢，讓上顎前牙會慢慢往後下方移動，而後牙卻往後、往外、被迫往下擴張；整個上顎骨的過度橫向擴張，讓咬合面慢慢有順時鐘的旋轉移動結果。長久的趨勢會讓咬合變成深咬，也就是上下門牙的垂直覆合增加。

這個趨勢讓下門牙因為上門牙位置的改變，而更加容易往後移動，下顎骨愈容易往後，顳顎關節壓迫愈明顯。以肌電刺激儀舒緩第五與第七對腦神經支配的咀嚼肌群，搭配肌電圖檢測，可以發現下顎最放鬆的位置，往往比原本牙齒咬合位置還要往前。其實就是上顎骨與上排牙弓的位置可能有過度往後的異常狀況，導致下顎骨位置也跟著異常的結果。

下顎位置影響頸椎歪斜與彎曲

下顎的位置明顯影響著頸椎的彎曲，首先是下顎骨、顳骨與枕骨的律動有一致性的趨勢，而枕骨又深深影響著頸椎的彎曲。其次，下顎骨的結構是以皮質骨為主，重量相較於頭顱其他顱骨大，厚而緻密。整個下顎

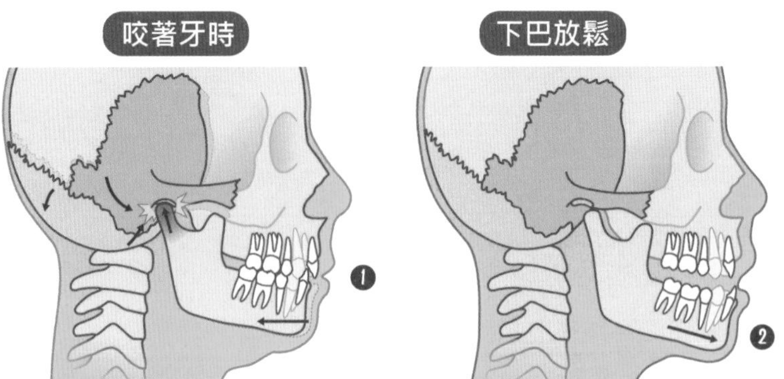

1.拔牙矯正後，上門牙後移，下顎容易後縮影響頸椎過度往前彎曲。
2.嘴巴張開時，下顎容易自然往前回到肌肉最放鬆的位置。

圖 4-18

骨可能占了頭顱重量的三分之一，明顯影響著頭顱的重心位置。

拔牙矯正的病人，有可能因為上排牙弓與上顎骨頭變小，導致下排牙齒與大小一樣的下顎骨頭必須往後來對合上排的牙齒。重心改變與下顎後縮，讓顱骨與枕骨相對律動的結果都增加頸椎過度往前彎曲的窘狀，同時也會導致兩種狀況：一是剛剛提到的，只要病人放輕鬆讓上下排牙齒咬合分開時，下顎位置會稍微往前自然放鬆移動，這個位置可能是下顎比較理想的位置，只是因為上排牙弓（帽子）後縮，導致下顎骨（頭）被迫往後置位；二是下顎過度後移，容易有顳顎關節症狀，也就是下顎往後過度擠壓的狀況再發生，這只要放上咬合板就可以初步改善。

低頭、彎腰駝背壓迫頸椎、傷害自律神經

咀嚼時，頭會自然往前傾，是為了讓眼睛看到食物，能確實將食物放入口內。咀嚼動作進行時，牙齒是上下分開再咬合，重複進行動作，下顎位置會稍微往前。

然而近年3C裝置已成為人們生活中密不可分的一部分，許多人目不轉睛地盯著手中的手機或平板電腦，成了「低頭族」。低頭看螢幕時，頭部會更往前傾，過度彎曲的頸椎將

枕骨前側往上過度頂上，進而造成下顎骨被迫過度後移；這時候的上下牙齒緊咬，長久下來，不僅需要肩、頸、腰、背部更多肌肉幫忙拉住前傾的頭，身體姿勢也更加異常：頸椎習慣前彎，下顎自然後縮，咽喉氣道更容易受到壓迫，心肺功能負擔因而加重，勢必影響健康。

此外，低頭族的頸動脈鞘直接受到壓迫，往頭部輸送血液的頸動脈與將頭部血液往下輸送的內頸靜脈都會受到擠壓。頭部血液供應變差，腦部容易缺少氧氣與養分，影響腦功能，同時缺血性偏頭痛機會也增高。血液回流不理想，則可能使腦壓增加，不僅頭昏腦脹，容易躁動，甚至容易在頭部血管通透性較好的鼻黏膜或扁桃腺出現腫脹。

成為低頭族或是彎腰駝背，不僅增加對頸椎的壓迫，受到影響的還有位在頸椎前方兩側的頸動脈鞘。裡面包含與頭部血液循環關係密切的頸動脈與靜脈，還有深深影響器官功能的第十對腦神經：迷走神經。迷走神經是大腦

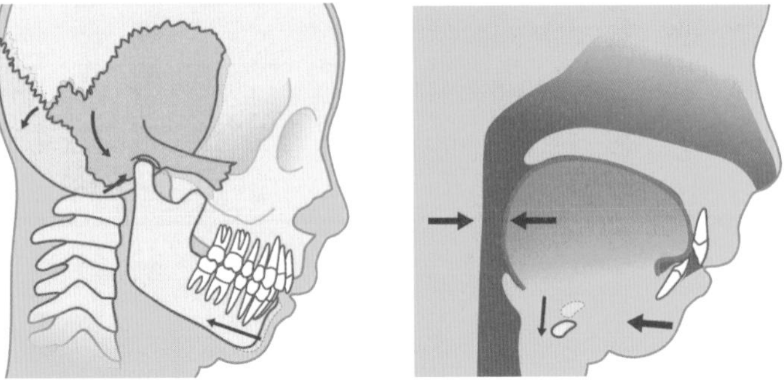

圖 4-19　頸椎前彎，下顎後縮，咽喉氣道受到壓迫

控管器官功能的重要自律神經系統，舒緩頸椎壓迫，等於讓迷走神經功能正常。如果頸動脈鞘受到壓迫，迷走神經控管臟器的功能就會受到負面影響，不可不慎。

頸椎拉伸運動

不管是齒顎矯正或是製作假牙，一般皆以美觀為主要考量。如果上下顎骨關係不盡理想，只要不影響到功能，也就是沒有睡眠呼吸中止、顳顎關節疼痛、偏頭痛、咀嚼肌群僵硬（肌肉敏感化造成疼痛），甚至身體歪斜，就不用太在意。但是，如果影響到功能或有疼痛的問題，這時就要思考下顎骨位置與前顎骨發育問題。透過牙齒矯正或其他讓牙齒咬合改變的方式，幫助病人改善身體歪斜。

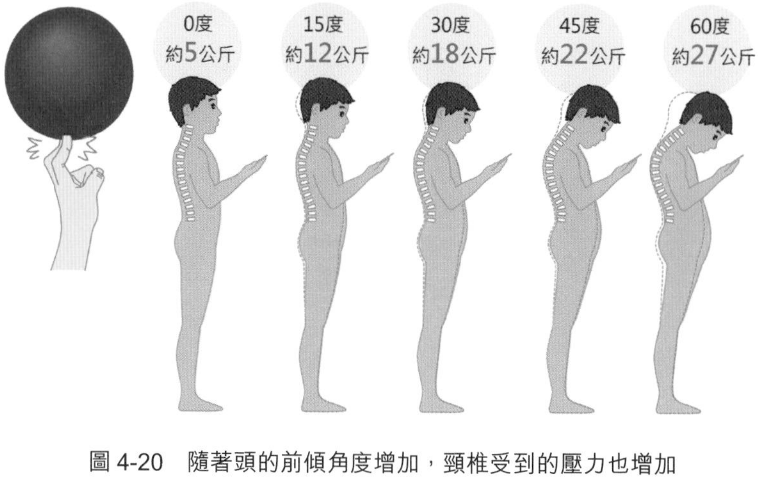

圖 4-20　隨著頭的前傾角度增加，頸椎受到的壓力也增加

以下運動可以改善頸椎過度彎曲與頭部習慣自然前傾的狀況：

1. 頭、背與臀部靠著牆壁。
2. 頭貼著牆，上下移動。
3. 眼睛往上看，下巴往前伸，下巴慢慢往上抬到最高，持續五秒鐘。
4. 頭繼續貼著牆，可以讓前頸與舌骨周圍肌群緊繃後放鬆。
5. 眼睛往下看，下巴往下、往後收，感覺頭被繩子往上拉高，持續五秒鐘。
6. 頭持續貼著牆，可以讓枕下肌群與闊背肌緊繃後放鬆，舒緩頸椎的壓迫。
7. 建議連續做二十至三十次，分別在早、午、晚等不同時段練習。

過程中需注意：

1. 頭部要持續貼著牆壁動作，下巴要往上。
2. 嘴唇緊閉。
3. 上下排牙齒要分開，不要咬到。

4. 舌頭持續頂著上顎。

5. 熟練後，可以下巴往上的同時深深吐氣，下巴往下時深深吸氣。

6. 強調拉脖子，所以頭要往上。

此練習可以讓頭頸部血液循環改善，也可以改善頸椎壓迫。動作不要急，慢慢來。頸部放鬆後，頭也會跟著放鬆。鼻塞可以因此舒緩，頭昏腦脹、偏頭痛也會稍微緩解，持之以恆，可以讓身體姿勢回正。

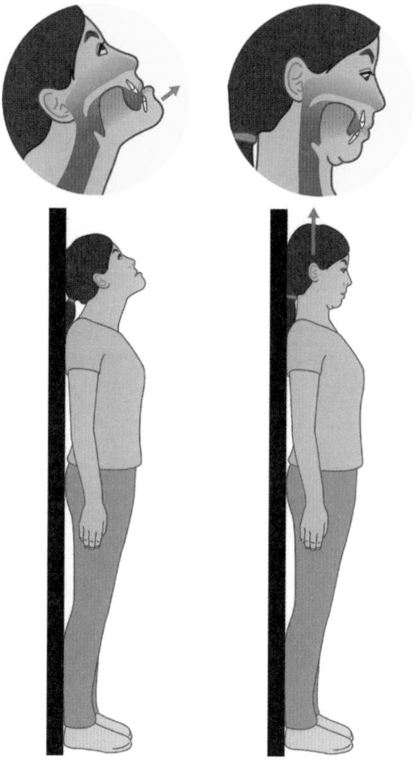

圖 4-21　頸椎拉伸運動

1. 適當的枕頭高度與頸椎墊高。
2. 躺在瑜伽墊上做臂力檢測。
3. 頭部下方墊高一本書後再測臂力。
4. 墊高第二本書後再測，直到找出臂力最大的高度。

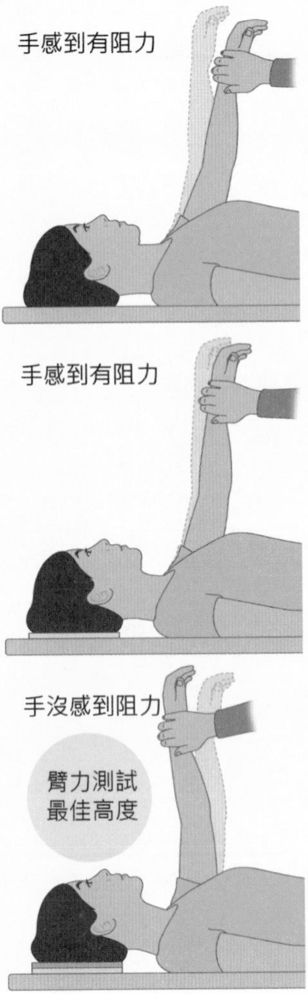

圖 4-22

咬合歪斜致使身體歪斜

很多學術研究都已經證實牙齒咬合與體態平衡有密切關連。藉由暫時性的牙齒咬合墊高，就可以改善頸椎的旋轉彎曲程度。還有多篇學術文章顯示，牙齒咬合的改變會影響頸部肌肉的張力，以及改變頸椎的型態。當然，咬合與頸椎、體態平衡，都還需要更大量的學術研究來找出其中真正的關聯性，不過，在目前已經有不少診斷與治療的技術可以給大家參考，治療的成效遠遠超過我們傳統牙醫師的認知，提供了不少可以做研究的方向。附錄四提供有相關網站，有興趣的讀者可透過這些網站獲得進一步的資訊。

從脊骨牙醫學的角度來看，牙齒咬合歪斜會往下影響，使身體歪斜。牙齒的咬合平面、左右肩膀與左右骨盆的水平高度，應該要互相平行，一旦出現歪斜，就會產生如圖 4-25 所示的結果。

嚴重一點的歪斜如咬合和肩膀一樣歪，與骨盆不同；或是肩膀骨盆一樣歪，與牙齒咬合不一。出現這兩種歪斜狀況，代表平行的咬合

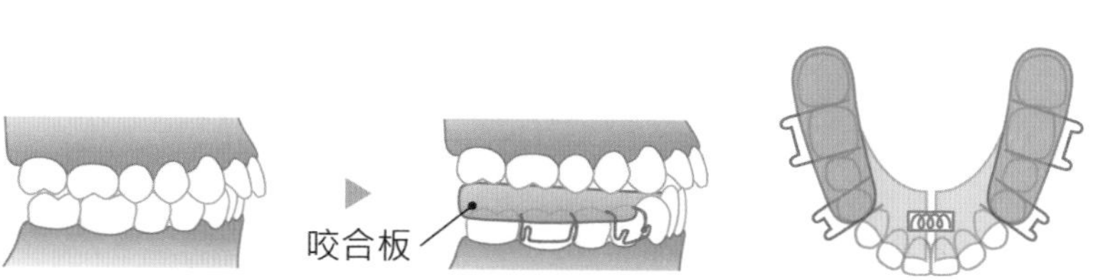

圖 4-23　牙齒咬合墊高

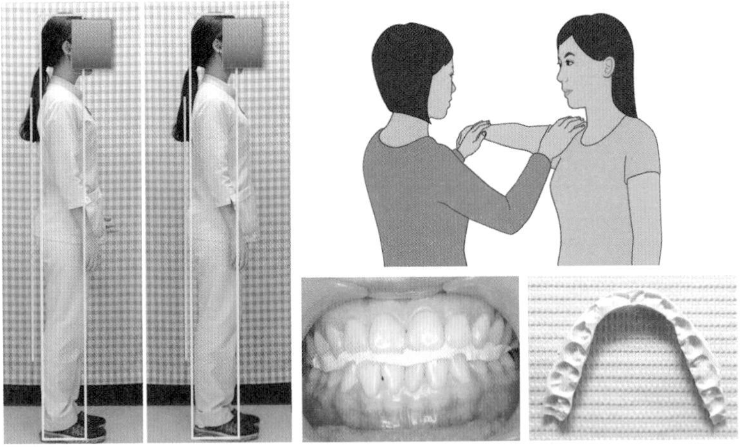

圖 4-24　咬合墊高改善彎腰駝背

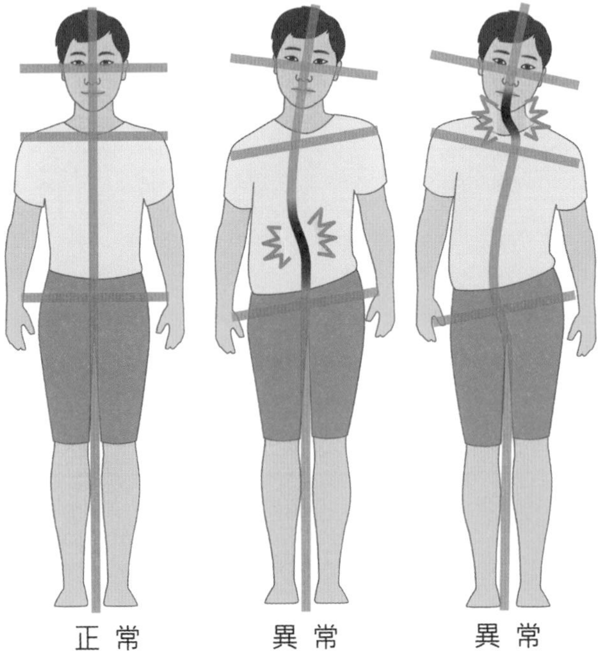

圖 4-25　正常及異常的身體姿態對照

與肩膀間的頸椎，或是平行的肩膀與骨盆之間的胸腰椎彎折程度過高，過度彎折的脊椎延伸出的周邊神經所控管的臟器，自然也容易出現功能上的異常，如果加上彎腰駝背導致迷走神經壓迫，身體健康當然堪慮。

這樣的狀況，可能是長短腳由下往上引起的身體歪斜，也可能是牙齒咬合出現問題，而產生由上往下的身體歪斜。身體歪斜不見得會產生疾病或是症狀，只是身體不平衡可能讓人容易感到疲倦。嚴重歪斜則容易造成脊椎過度彎曲，過度彎曲位置的周圍神經所支配的器官功能容易失調，若能改善這些歪斜，還是要盡量改善。不管是從腳還是從牙齒咬合，都盡量嘗試，找出對自己最佳的診療方式。一位韓國醫師對此發表了其學術研究的結果。經由應用肌動力學，輔助改變咬合高度，讓顳顎關節處在可以讓全身神經肌肉功能接近平衡的位置，之後便可以讓頸椎旋轉或是偏移獲得改善。以顱體學（Cranio-Somatic Therapy）舒緩擠壓的頭顱骨縫後，可以獲得類似的效果，效果也比較持久。相關研究的資料來源，可參考附錄四的延伸閱讀資訊。

前面提到的頭薦骨律動都是以左右頭顱對稱的角度來思考，事實上，頭薦骨律動可能出現左右兩側律動不一致的狀況，甚至左右之外，還區分前後頭顱——等於從正上方視角將頭顱區分成四個象限，因此可能產生各種頭顱形變。例如四個象限都過度橫向律動，就會有大餅臉；對角線橫向律動則臉部歪斜。

不管採用哪一種方式改變咬合歪斜，除了孩童有機會憑生長發育，改變身體歪斜的狀況，成人大概都只能靠牙齒矯正或是製作假牙來改善，甚至常常需要搭配復健科輔助，看看是否需要鞋墊的幫助，或是透過復健運動的輔助。總而言之，歪斜若能早期發現、早期治療，就愈有機會改善。

咬合墊高的好處

將上下排牙齒咬合分開，讓頭慢慢各往左右傾倒。可以發現頭往右邊倒時，右邊上下排牙齒會輕輕碰到；往左邊傾倒，則左邊上下排牙齒會輕輕碰到。如果整天持續配戴咬合板來墊高咬合，初期能舒緩顳顎關節與咀嚼肌群，甚至有輔助調正咬合的優點。但是如果長久配戴，就必須讓身體適應這個裝置。例如原本頭部左右傾斜會有下顎歪斜維持平衡，也就是剛剛提到的頭部左右傾斜會有左側或右側牙齒容易提早接觸的狀況，會因為咬合板厚度的墊高而降低了下顎骨左右歪斜的平衡能力。

有些咬合磨耗嚴重、咬合高度不足的病人或拔牙矯正過後的病人，就比較需要咬合墊高裝置的輔助，避免上門牙導引下門牙往後滑動，造成下顎骨過度橫向律動，以至下顎過度往後移動。可是有個要注意的是，門牙區需要有支撐；如果只是後牙咬到，還是無法避免下巴慢慢往後移動或是改善咬合高度不足的窘狀。這些病人除了透過暫時性的咬合墊高裝置改善之外，最後可能也需要假牙專科的牙醫師協助，製作假牙來完成永久性的咬合增高。

咬合與體態平衡練習

牙齒咬合歪斜常伴隨有身體歪斜，而不管是有咬合歪斜或是長短腳、脊椎側彎、斜頸症等身體歪斜的狀況，都需要透過前面所述的流程來獲得理想的對稱。不對稱的牙齒咬合墊高裝置，一方面輔助改善牙齒咬合歪斜的狀況，二方面也輔助改善身體的歪斜，只是，不僅要整天配戴裝置，也務必多做小腦平衡校正與其他復健科建議的體態平衡練習，以確實改善身體歪斜。

小腦平衡校正

1. 眼睛直視正前方一個定點。

2. 頭前後擺動、左右擺動與左右轉動十至二十下

3. 身體前後擺動、左右擺動與左右轉動十至二十下。

做這些動作時，眼睛一定要直視正前方的定點。動作不用太大，慢慢做，穩穩做，身體的平衡會慢慢改善，搭配牙齒矯正的治療，改善的速度也會更快。

最關鍵的還是牙科的齒顎矯正治療，比較特殊的是要逐漸將牙齒排列空間重新擴張，恢復之前矯正治療被拔除的牙齒空間，主要目的一樣是為了還給舌頭足夠的活動空間，一方面藉由各種練習來恢復舌頭的功能，二來是為了讓變得狹窄的咽喉氣道獲得足夠的空氣流動空間，而最後這些被撐開來的空間，有的可以補牙稍微修飾，有的可能就要製作假牙或植牙來處理。

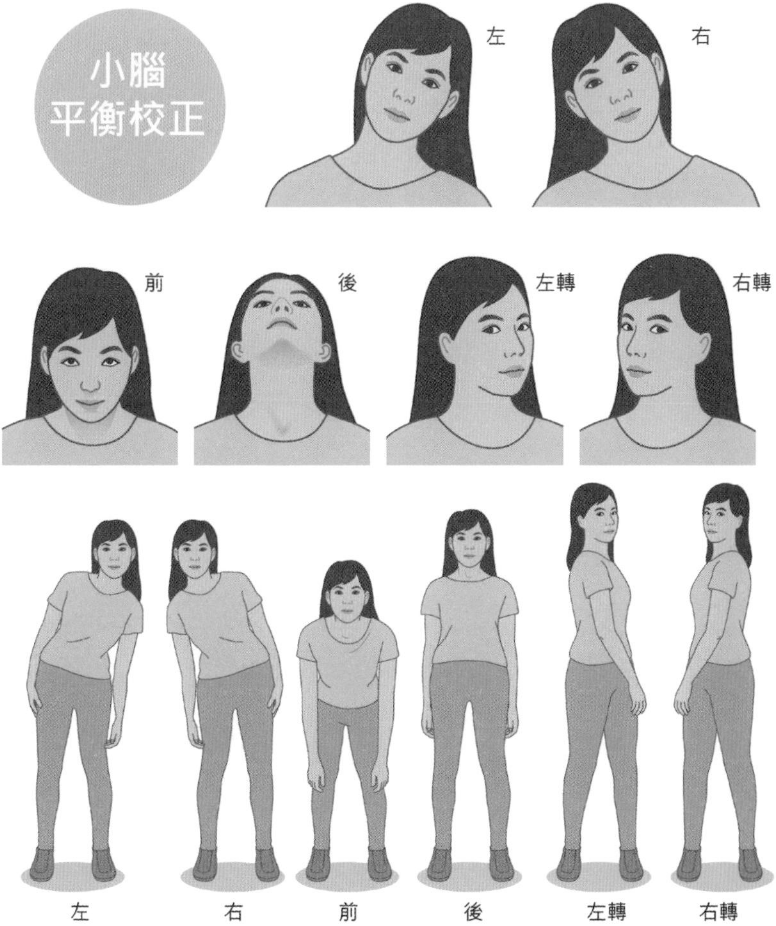

圖 4-26　眼睛專注正前方一個點做動作

第5章

不拔牙
矯正這樣做

不拔牙矯正的概念建構在頭薦骨律動與影響基因表現的表觀遺傳上，也就是針對特定的頭顱骨律動，採用不同的牙科矯正裝置，做特定的顎骨與顱骨調控；進一步改變整個頭顱的律動，特別是蝶骨與枕骨交界的蝶枕軟骨關節聯合，進而改變身體的姿勢與平衡。

本書倡導不犧牲任何一顆牙齒以空出位置的治療思維與技術，有別於傳統做法，技術難度特別高，同時還要病人積極配合，改掉影響顎骨發育與臉型美觀的不良習慣；所以需要病人先了解自身的咀嚼、吞嚥、發音、表情與體態等習慣，有了相關認知，再學習正確的動作，牙醫師就可以透過牙齒矯正裝置來幫助病人——以最接近自然的方式，同時改善顎骨發育、牙齒排列、臉型美觀及體態平衡等異常狀況。也就是說，除了醫師治療的輔助，病人也必須付出充足的時間幫助自己，才是治療成功的關鍵。

以下簡單介紹我臨床治療的程序，以及常使用的裝置，讓大家認識醫師的診斷項目及其重要性。讀完本章節，就可以從現在起自主改善某些習慣或問題，也區分問題的急迫性，讓自己找出正確的治療方向，少花冤枉錢。

一　矯正前一定要了解

本單元包含兩部分：病患的自我評估問卷與醫師專業判斷，這幾乎是所有齒顎矯正前的標準程序。自我評估的項目，包括治療目的、生活習慣，以及與頭頸部發育有關的相關病史，有些問題看起來似乎與矯正沒有直接相關，但其實都可能影響齒顎矯正治療的過程及結果。以下針對重點項目稍做介紹，讀者可以透過這些問題與說明，自我檢視自己的狀況，進行相關訓練，對身體絕對有正面效益。

病患自我評估問卷

釐清矯正動機

有些病人一開始只想要牙齒排列整齊，等到牙醫師把牙齒排列整齊後，病人才開始在意臉型漂不漂亮，或是笑容哪裡不夠完美，這樣反而造成醫病雙方的困擾。所以，一開始就要先確定動機，明定矯正的目標，讓醫師充分評估是否可行，醫病雙方才能對治療更有共識。

□自己／□父母／□其他親友在意

臉型美觀問題：

□暴牙／□小下巴／□戽斗／□露牙齦太多／□臉型不對稱

牙齒排列問題：

□齒列不整／□牙縫太大／□上門牙前暴／□門牙內倒

咬合不正：

□不好咀嚼／□牙齒錯咬（戽斗）／□門牙覆蓋過深／□門牙開咬（咬不到）

□口齒不清、說話大舌頭

□吞嚥異常，容易噎到或嗆到

□顳顎關節症狀等口腔周圍肌肉問題

□鼻子容易過敏、容易鼻塞

□睡覺打鼾、睡眠呼吸中止症等上呼吸道問題

□過往矯正治療不理想，希望重新治療
□配合假牙製作、缺牙改善等牙科治療需求

了解生活概況

部分生活習慣會影響齒顎矯正，醫師可以從這些資訊獲得判斷。例如呼吸道問題的成因是顎弓狹窄造成，還是飲食習慣等其他因素？這份問卷內容同時也可以讓讀者了解會造成呼吸道問題而應避免的習慣，像是冰品、麵粉等。

□（兒童）有餵食或進食問題
□容易腸絞痛或腹痛
□容易鼻塞、鼻過敏、感冒、扁桃腺與腺狀體腫大
□用嘴巴呼吸、口乾舌燥、需要常講話
□家裡有寵物

□在細緻動作或大型動作（如綁鞋帶、活動協調等）的發展時，出現異常？

睡覺習慣：

□打鼾　□磨牙　□踢被子　□頻尿、尿床　□胃食道逆流

□張開嘴巴　□翻來覆去不易入睡、容易驚醒

飲食習慣：

□喜愛飲料、零食、冷飲、冰品、偏酸的食物或甜點（如甜食、健康醋、檸檬等）

□喜愛牛奶、蛋、麵粉慢性過敏源的加工製品（如麵包、糕點等）

□經常外食

特殊飲食：

□抽菸　□吃檳榔　□喝酒　□喝茶　□喝咖啡

行為與習慣（包含從小持續至今的習慣）：

□挑食　□對藥丸、食品、飲料等容易有噁心反應

不良習慣：

□吸吮拇指　□咬嘴唇　□咬指甲　□咬衣角或棉被　□咬鉛筆

重大病史

任何醫療處置都有需要注意的風險。即使是齒顎矯正，也需要讓醫師了解自身的重大病史，譬如凝血問題或任何身體創傷，這牽涉到安全問題及治療方式。

□發生過重大疾病
□頭部、口腔或是身體曾有外傷
□有外科手術病史
□目前服用藥物
□身體有明顯外傷或手術傷疤
□意外撞傷
□頸椎外傷
□有其他重要外傷病史

其他影響口顎系統與臉型因素

出生到成長的過程中，有很多因素會影響到口顎系統與臉型的生長發育，甚至在生產過程若有任何頭部擠壓的問題，都可能影響後續頭顱與口顎顏面系統的發育。

產前（在母體內）：

□胎兒在子宮內位置異常　□母親懷孕時受到外傷　□雙胞胎

出生過程：

□生產時間過長

□非主動式生產：採用□手術鉗／□剖腹產／□其他：＿＿＿＿

出生外觀：

□頭部扭曲　□錐狀頭形

一歲內：

□母乳親餵　□用奶瓶餵養

□哺乳時母親感到疼痛　□嬰兒吸吮時出現怪聲

□切除舌繫帶或診斷有舌繫帶沾黏病史

功能障礙：

□發音異常 □吞嚥異常

□耳疾（耳鳴、耳咽管異常、平衡問題）

□視力（斜視、雙重視覺） □異位性皮膚炎

□皮膚疹或濕疹 □消化道問題

疫苗接種狀況：

□正常 □延遲

□沒有接種 □對疫苗有特殊反應

全身症狀：

□身體各種疼痛（含生理痛等所有類型）

□頭頸部各種疼痛

□行動不便

□頭部位置異常（斜頸症等）

□脊椎側彎等脊椎問題

診斷時，醫師看些什麼？

因為齒顎矯正通常以年計算，可以說是一種長期抗戰，所以許多狀況必須在矯正前確認——需要注意或預先處理的問題？急迫性？需要其他專科會診？不過，既然這些是醫師的事，為什麼還需要特別向讀者說明呢？其實這當中有一大半項目是讀者能自我評估的，而讀者對這些方面有所掌握後，當自身有任何狀況，比較會有警覺與敏銳度，提供預防與及早治療的機會。

牙齒狀況檢查

這是一項基本檢查。矯正前必須將需治療的牙齒先治療好，例如補蛀牙、牙周病治療等。尤其牙周病如果沒有先治療，直接矯正恐怕會加重牙周問題。

缺牙：＿＿＿＿　蛀牙待填補：＿＿＿＿　阻生齒待拔：＿＿＿＿

有牙結石或牙周疾病需治療：□是／□否

舌頭與口腔周圍肌肉評估

這部分的影響與重要性已在前面章節詳細說明。每項檢查都有對應的糾正訓練，即使不矯正，如果能初步自我評估，認真做相關訓練，也會有很大的幫助。

舌頭功能評估

舌頭大小異常：□舌頭邊緣有牙齒印痕

舌繫帶：□正常／□沾黏

止息位置異常：□後縮（搭配舌骨位置觀察）

上唇繫帶：□正常／□離牙齒太近

吞嚥評估

舌推力過大：

□戽斗型

□前牙骨骼性開咬型

□前牙局部開咬／□後牙局部開咬

舌肌力低下：

□頦肌過度用力型（上門牙前暴或小下巴）

□頰肌過度用力型（兔寶寶牙）

□咬肌用力型（國字臉）

發音評估

□從三十五念到四十五有發音異常（ㄙㄕ不分）

□說話容易大舌頭與S、Z、R、L、D、T發音異常

咀嚼習慣

牙齒咬耗：□咬合磨耗明顯（□右／□左）

單側咀嚼：□左／□右

磨牙

有一種牙齒咬合和吃飯的咀嚼咬合不同，是下意識的動作，不管白天或晚上都可能發生，那就是不自覺地磨牙或是咬牙切齒。

磨牙可能源自壓力，也可能是呼吸道狹窄造成身體缺氧，導致自主神經系統過度表現。過度磨牙，甚至會讓上顎骨中央、下排牙齒舌側或牙齒周圍骨頭出現骨瘤，這是牙齒咬合過度受力造成的骨頭增生現象，會增加矯正移動牙齒的困難度。

骨瘤：□上顎中線／□下顎舌側／□齒槽骨周圍
骨質密度：□正常／□懷疑骨質密度不理想（CT）
□磨牙症狀
可觸摸牙根外型：□無／□可（矯正須小心）

體態平衡

牙齒咬合是身體關鍵的平衡系統之一，體態平衡也與齒顎矯正息息相關，所以醫師除了注意牙齒，也會注意病人是否有脊椎側彎、身體歪斜或彎腰駝背等狀況。如果有以下的狀況，建議及早糾正，嚴重者可視情況搭配骨科與復健科醫師的會診與治療，不只讓身體變健康，也讓矯正更順利。

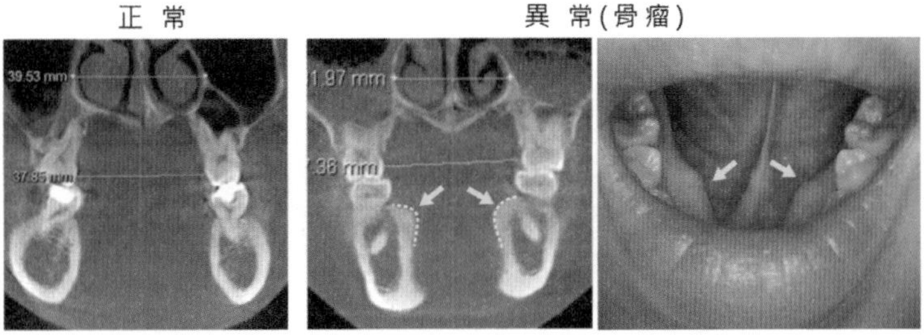

圖 5-1

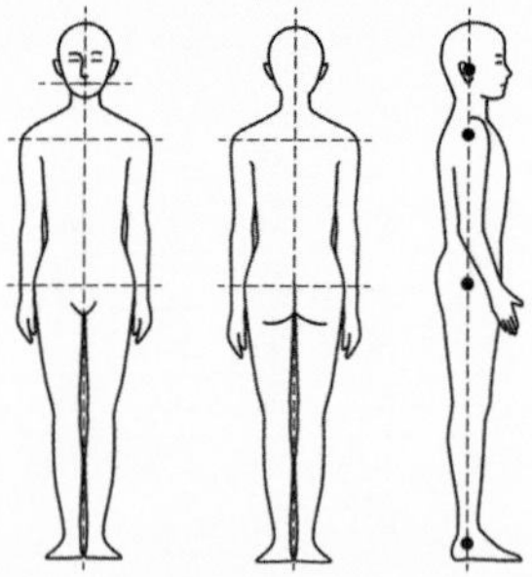

圖 5-2-1

□頸椎異常（手麻痛無力）
□轉頭異常
□脊椎側彎（鬥雞眼檢測：□異常）
□彎腰駝背
□身體疼痛
□傷疤標記（▲）
頸椎歪斜 C1 C2 C3以下

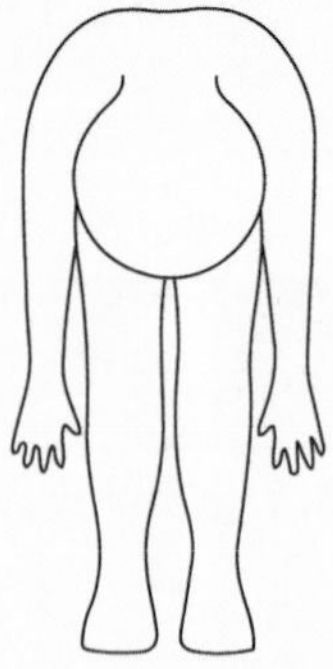

圖 5-2-2

前後向與垂直空間平面分析

側頭顱 X 光（簡稱 CEPH）是矯正臨床診斷最重要的依據，透過專業的分析軟體來幫助分析頭顱與規劃後續治療。當然，分析的方式很多，我習慣採用唯一可以用來分析頭顱生長發育狀況的 Sassouni Plus 分析系統，不定期拍攝側頭顱 X 光與重複分析，以掌握治療的方向與進度。它就相當於矯正醫師的GPS導航。

這部分特別重要的原因是，現在齒顎矯正已逐漸開始注重舌頭活動空間與咽喉氣道是否暢通，在側頭顱X光片中，醫師會同時觀察與測量舌頭活動空間、舌根位置是否後縮下降，造成咽喉氣道更加狹窄；大約九至十歲會逐漸退化的腺狀體，也會因為進行免疫的防禦工作而腫大，造成咽喉狹窄。這些資訊不只與矯正密切相關，更可做為改善口呼吸的參考。

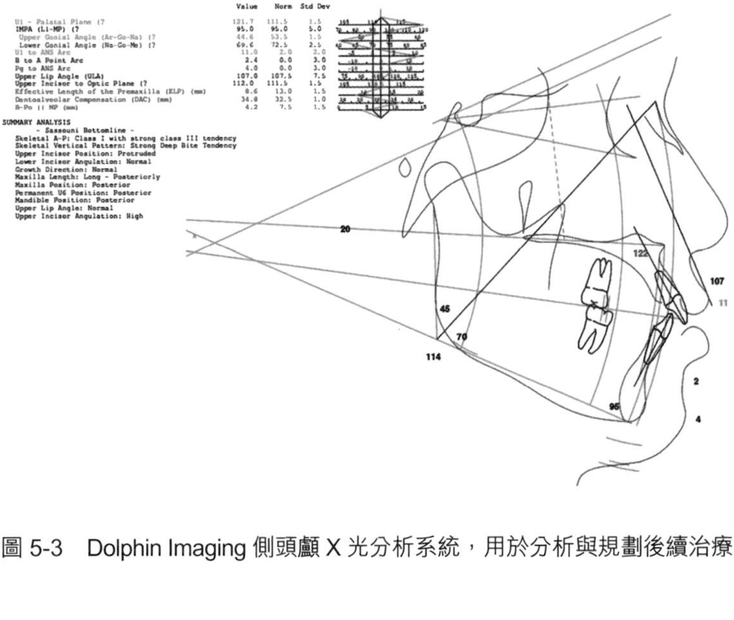

圖 5-3 Dolphin Imaging 側頭顱 X 光分析系統，用於分析與規劃後續治療

顎骨關係：□ Class I 關係／□ Class II 關係／□ Class III 關係

牙齒咬合：□ Class I ／□ Class II div1 ／□ Class II div2 ／□ Class III

門牙角度：上門牙：________度　　下門牙：________度

門牙位置：上門牙□前暴／□過長　下門牙□前暴／□過長

門牙覆合：□理想（2公釐）／□深咬／□淺咬或開咬／□反咬

腺狀體肥大或病史：□有

氣道評估：□懸雍垂後方／□舌根後方________（公釐）

舌骨位置：□正常／
□偏低

舌骨相對位置：______公釐

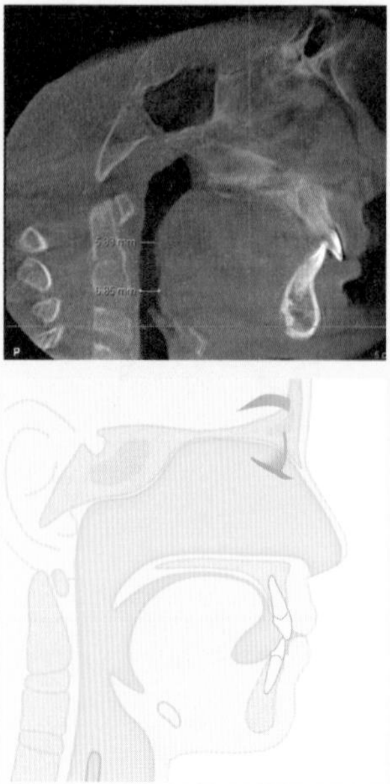

圖 5-4

橫向空間平面分析

愈來愈普及的牙科 3D 電腦斷層 X 光可以讓醫師從各角度分析，以利診斷，可以說是目前齒顎矯正不可或缺的重要工具。

醫師通常可以透過電腦斷層獲得哪些資訊呢？首先評估舌頭的活動空間是否足夠。左右第一大臼齒之間的距離，理想上是三十八至四十公釐。如果太窄，會因為舌頭活動空間不足而引發許多連帶問題；而有些有下顎骨瘤的病人，往往上顎骨狹窄之外，也會因為骨瘤的增生，更加擠壓舌頭的活動空間。讀到這裡，讀者朋友不妨照一下鏡子，配合圖 5-1，檢查一下自己是否有骨瘤增生。

再來，確認牙齒的咬合與上下顎骨是否一邊高、一邊低，或者上下顎骨左右不對稱，外觀上可能會呈現臉或嘴歪斜，現在愈來愈多人有這種問題。如果有不平均、不對稱，基本上都需要改善，只是難度會高很多，因為這不是單純移動牙齒能解決的，需要運用顱骨生長發育及顱骨律動的觀念與技術，慢慢調整這些顎骨與咬合的歪斜。

其他訊息如鼻道是否狹窄？鼻中隔是否彎曲？以及是否有鼻黏膜腫脹？一方面會診耳鼻喉科，二方面也可以評估是否有機會透過牙科裝置協助擴張鼻道，進一步輔助耳鼻喉科醫師改善鼻子的症狀。

齒列：上排□擁擠／□正常／□縫隙太寬　□釘狀齒
下排□擁擠／□正常／□縫隙太寬
中線：上門牙□正中　偏□右／□左（□1~2□大於2公釐）
下門牙□正中　偏□右／□左（□1~2□大於2公釐）
錯咬：右側□正常／□錯咬　左側□正常／□錯咬
牙齦：□正常／□外露／□露出太少
嘴角暗影：□較小／□較寬（牙弓狹窄）
上呼吸道評估
鼻孔：□正常／□窄長（外型窄、吸氣時有水聲、鼻翼塌陷）
鼻道：□正常／□阻塞／□中隔彎曲／□鼻竇炎
口呼吸習慣?□牙齦炎牙垢多□脱鈣蛀牙□唾液少
1st molar 上鼻道寬度：＿＿＿＿＿公釐
請標記
1st molar 咬合 Plane of Wilson 與眼睛歪斜
請繪製上顎穹窿外型：□較寬／□較深

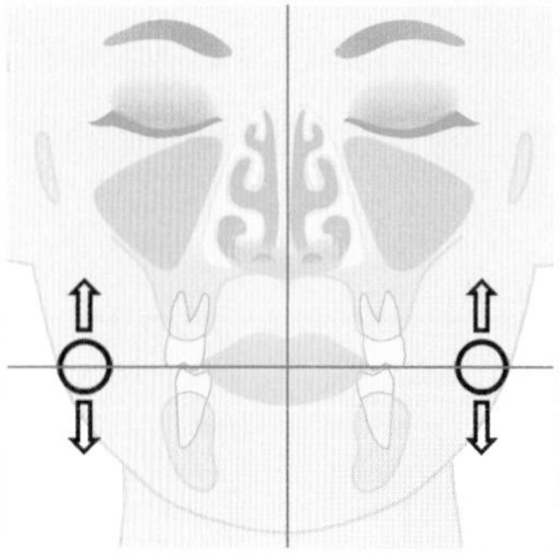

圖 5-5

咬合寬度分析

這也是傳統矯正決定是否拔牙的關鍵資料。如果牙弓顎骨太小，牙齒自然擁擠，但這裡我看的不只這些，除了評估上下排牙齒是否擁擠，我還會仔細測量咬合是否歪斜、左右牙齒排列的對稱度、阻生齒歪斜的情況等。這些都是矯正同時要解決的問題。

臨床上常常會遇到咬合歪斜的狀況。例如案例一的病人，外型亮麗，可

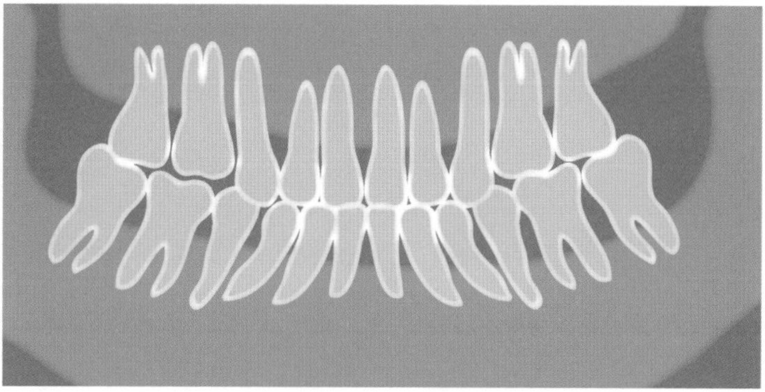

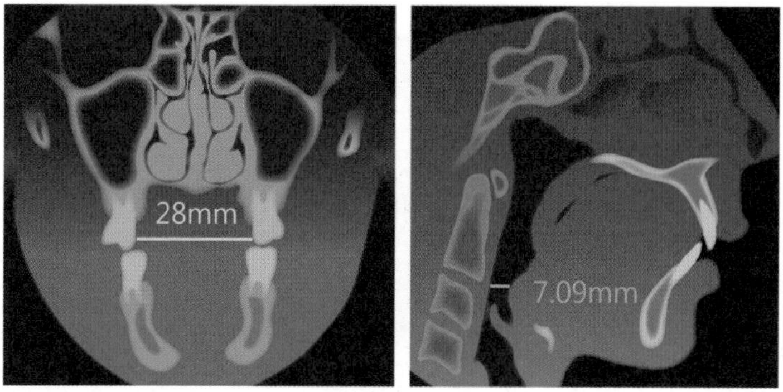

圖 5-6-1、5-6-2　案例一：拔牙矯正後，兩顆第一大臼齒之間的寬度僅剩下二．八公分，大約是理想寬度的三分之二

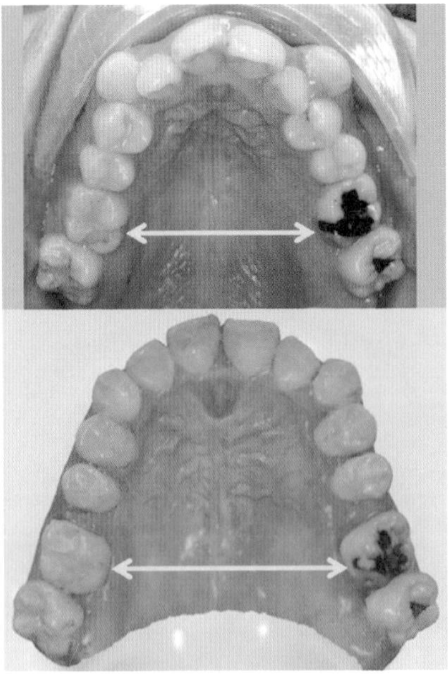

圖 5-7　暴牙病患的上牙弓通常較窄，需要擴張來改善

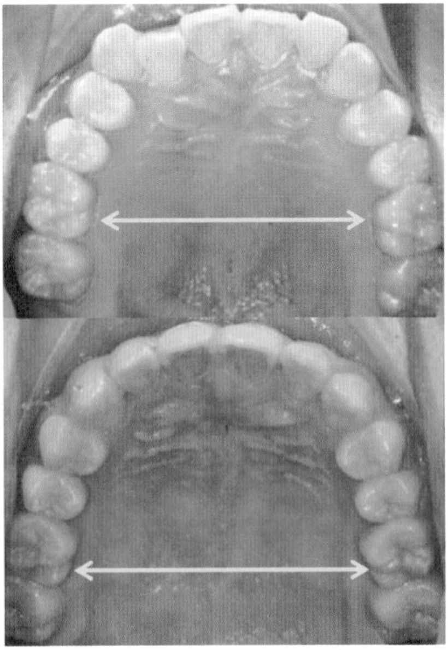

圖 5-8　戽斗患者常常有較寬的牙弓

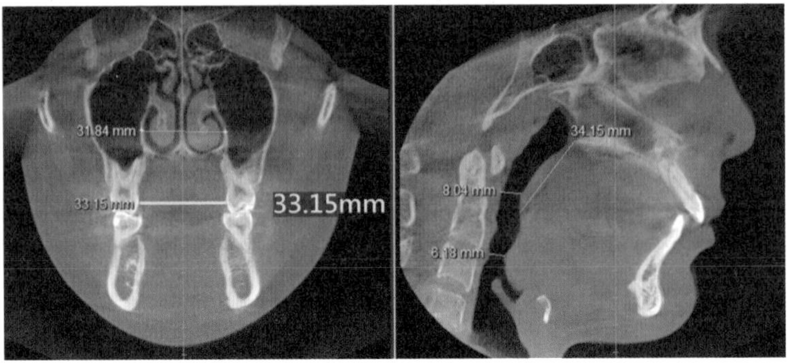

圖 5-9　暴牙患者常常上牙弓較窄（左圖為正前方視角）

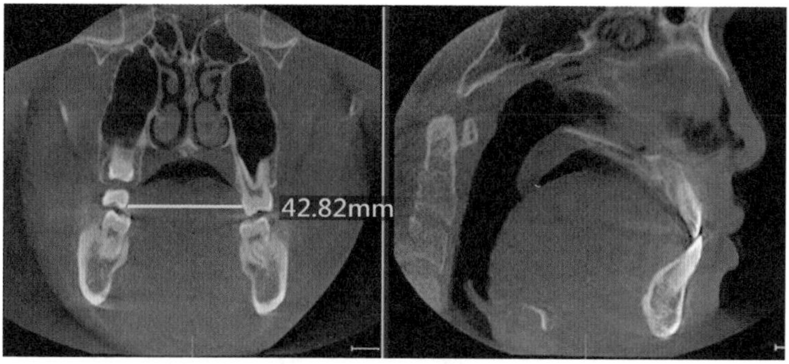

圖 5-10　戽斗患者常常有較寬的牙弓（左圖為正前方視角）

是過去兩次矯正總共拔了她六顆小臼齒。雖然美觀上變漂亮了，可是卻付出了咽喉氣道狹窄與咬合歪斜的狀況，如果要改善，就要嘗試將原本被拔除的小臼齒空間回復一半，才有機會慢慢改善咬合歪斜的狀況。圖中可以看出，舌骨位置非常低，兩顆第一大臼齒之間寬度也僅剩下二．八公分，大約是理想寬度的三分之二。口顎系統有問題，身體健康也常出狀況，讓人不得不聯想到其中的關聯性。

為了正確診斷，在矯正前拍攝三種牙科X光（3D斷層、側頭顱、全口）確實有其必要。矯正醫師必須從中找出造成牙齒問題的原因。另外，隨著科技進步，近年引進臺灣的X光整合數位印模技術，可以大幅提升測量的精準度，甚至直接做牙齒的虛擬排列，事先評估未來矯正的成果是否可以達成。

可能有些人會擔心輻射劑量；其實，現在的牙科幾乎都是數位化的X光設備，輻射量非常非常低。根據原能會資料顯示，臺灣每人每年接受的天然背景輻射劑量大約是一千六百二十毫西弗；而以牙科頂級X光設備品牌德國Sirona為例，這三種牙科X光輻射量合計約九十四毫西弗，可見是很安全的。

蒐集矯正評估資料

一、3D電腦斷層掃描（CT）

1. 骨質：骨頭密度、厚度等。這是矯正非常重要的關鍵，如果骨質不佳或骨頭太薄，可能就不適合矯正。
2. 鼻腔、鼻道、氣道、咽喉寬度：是否彎曲、狹窄或受壓迫等。
3. 牙弓：寬度或橫向發育是否不足？應該引導擴

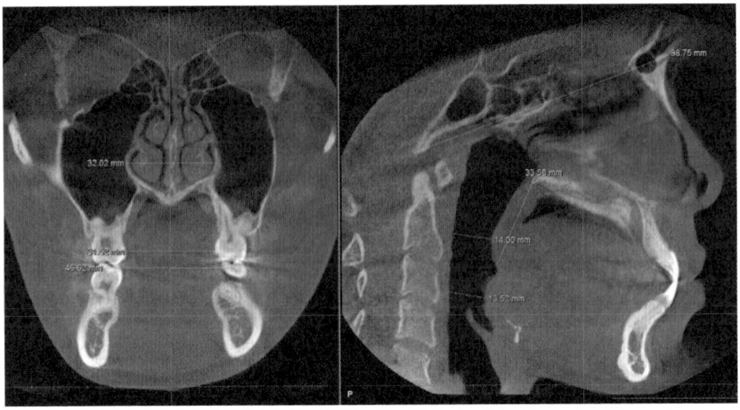

圖 5-11　3D 電腦斷層掃描（左圖為前視切面、右圖為側視切面）

張多少公釐？

4.舌骨：是否後退？是否影響睡眠？

二、側頭顱X光（CEPH、Sassouni Plus 側頭顱X光分析）

這是評估矯正類型的重要資料。患者是屬於戽斗？還是暴牙、小下巴？因為看起來都一樣是暴牙狀況的小下巴類型，如果誤判為暴牙，做法會天差地遠。方向錯誤，矯正結果當然不如預期，所以必須仔細診斷。

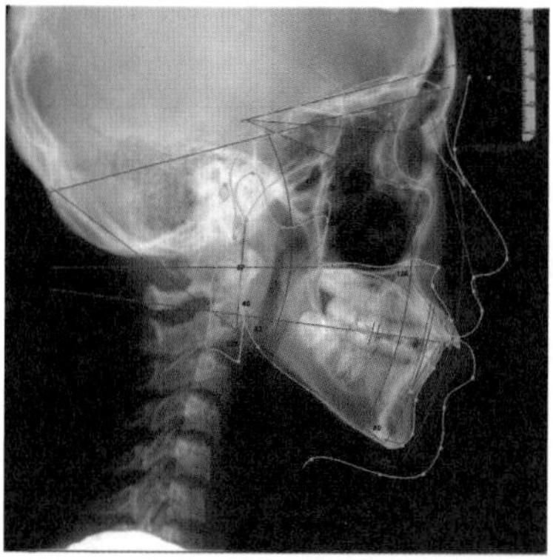

圖 5-12

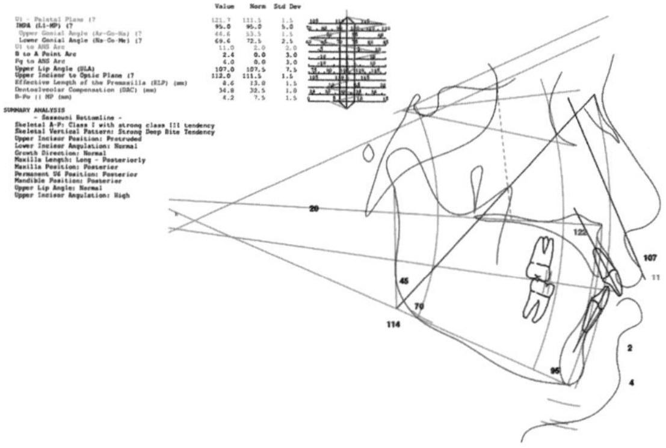

圖 5-13

三、全口 X 光（Pano）、口內照片

1. 全口牙齒萌發狀況：是否有長不出來的牙齒、天生缺牙或是智齒阻生？這是為了避免預估錯誤，例如預期長出新牙，沒想到下方無恆牙牙苞（天生缺牙）。
2. 一般性牙科問題：例如有蛀牙需要填補或牙周病，則需要先治療。
3. 潔牙狀況：這是矯正

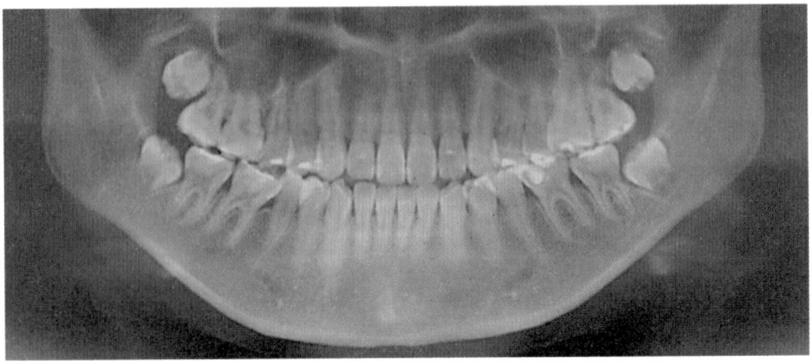

圖 5-14　全口 X 光

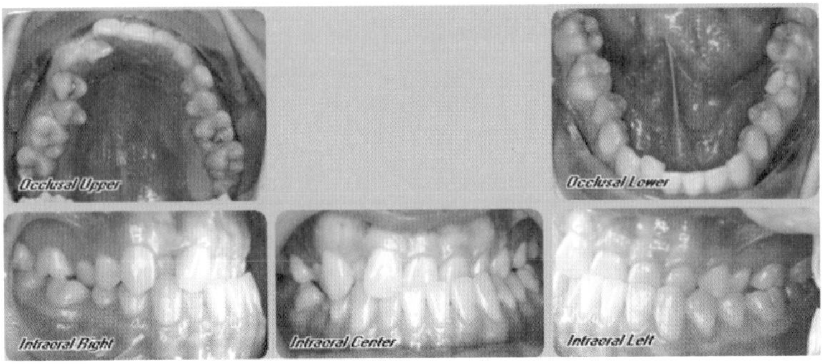

5-15　口內照片

非常重要的一環——相信不會有人想要牙齒整齊，卻換來全口蛀牙。

四、口外照片

檢查是否嘴歪、臉斜、體態不平衡。

五、問卷

很多身體問題與習慣都是可能影響矯正的因素，甚至需要跨科協同治療。

六、牙齒模型

1. 評估咬合狀況。
2. 治療前的紀錄保留。

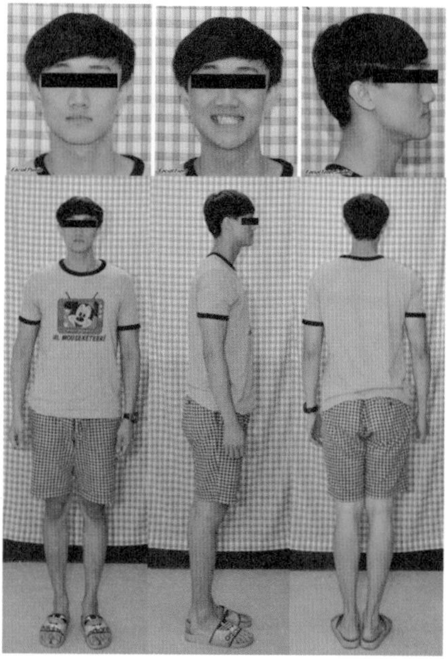

圖 5-16　口外照片

重視上呼吸道健康的醫師還會測量牙弓寬度，做為舌頭活動空間是否充足、是否壓迫咽喉氣道的參考。

初步評估

根據矯正資料才能做全面評估。通常我會先初步評估該患者是否真的有矯正需求，或者是否須立即矯正。有的患者其實問題不嚴重，只要做相關肌肉訓練，就會逐漸改善。至於確定矯正的患者，則要記得治療只是輔助，重點是病人自己要有意願幫助自己，不能完全依賴醫師。

擬定治療計畫書

就和檢查報告一樣，一方面患者有權知道自己的狀況，以及接下來醫師的預定做法；另一方面也是取得醫病

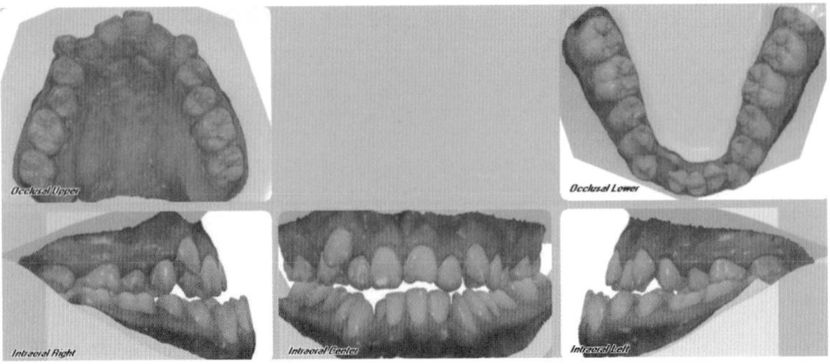

圖 5-17　數位牙齒模型

共識，確認患者能確實配合相關自主訓練。因為齒顎矯正不是醫師單方面的努力就能完成，患者必須徹底配合才能達到最佳效果。

以上是一般的齒顎矯正評估程序。首先醫師得先運用價值不斐的高科技設備，依照取得的矯正資料，仔細地測量、思考與評估，必須花很多時間與精力，所以每一份矯正治療計畫，可以說都是矯正醫師嘔心瀝血之作，絕不是隨便說說就能產生，這也是為什麼有些診所單純的矯正評估就要收費好幾千元，其實是很合理的。

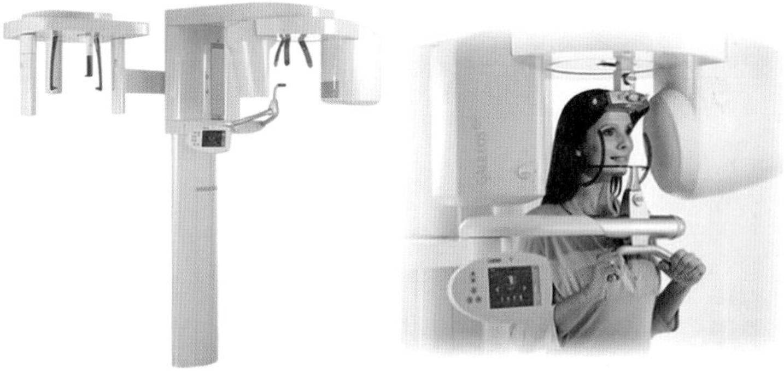

圖 5-18　（國華牙材股份有限公司提供德國 Sirona 牙科電腦斷層與側頭顱、全口 X 光攝影機設備圖片）

二 擴大地基——顎弓擴張裝置

不拔牙矯正的治療，關鍵在於促進顎骨發育。我會透過兩階段的治療來幫助病人改善齒列不整與咬合不正的問題，第一階段是促進顎骨發育與調整上下顎骨前後及左右的位置，藉由客製化的功能性矯正裝置達成治療目標；第二階段則透過一般矯正器，或是目前最流行的隱形矯正，完成最後牙齒排列整齊與咬合對正的工作。顎骨擴張裝置有固定式和活動式兩大種類。臨床上會依照需要擴張牙弓的方式與病人的配合度做規劃。以下將簡單介紹常用的裝置類型。

固定式擴張裝置

這是直接固定在口內的顎弓擴張裝置，因為無法自行取下，可以比較有效率地擴張顎骨。但是由於顎弓擴張屬於生理性擴張，往往沒有辦法獲得左右顎骨等量擴張，有時候需要其他輔助裝置做調整，另外，為了不影響頭顱骨的律動太久，通常會以配戴四至六個月為主，盡量不長期配戴。我個人常採用三向擴張式裝置。除了將顎弓擴張，同時紓解牙齒排列過度擁擠的狀況。

以案例一而言，患者的上門牙完全覆蓋下門牙，在傳統矯正治療中完全無法黏著矯正器，可是在固定式功能性矯正裝置的幫助下，短短四個月左右，就讓傳統上極度困難的矯正案例，輕鬆獲得明顯改善。這樣的做法一方面可以獲得較多牙齒排列空間，二方面可以改變門牙角度。配合固定式裝置，局部黏著矯正器，可以快速且有效地將上門牙移動到理想的位置，後續矯正就變得容易許多。

上顎固定式擴張裝置

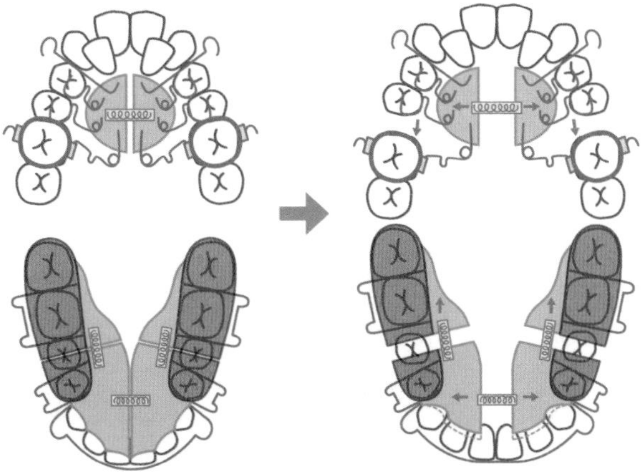

圖 5-19

透過旋轉螺絲撐大牙弓的顎弓擴張裝置，每次調整到下一個孔洞出現，大約是四十五度的角度。每旋轉四格約撐開一公釐的空間，可以有效率且精準地撐開顎弓。放置在上顎與下顎皆可，放在上顎時，調整的速度快可以一點，有時候一天可以早晚各轉一格。

我目前會先考量是否有鼻道阻塞的症狀，決定初期是快轉還是慢轉。一般以一週轉兩格為原則，依照病人的狀況適當增減擴張的速度。少部分病人會出現不對稱的顎弓擴張，之後需要以 ALF 裝置重新協助未順利擴張的顎弓繼續擴張。後續章節將有 ALF 裝置的進一步介紹。

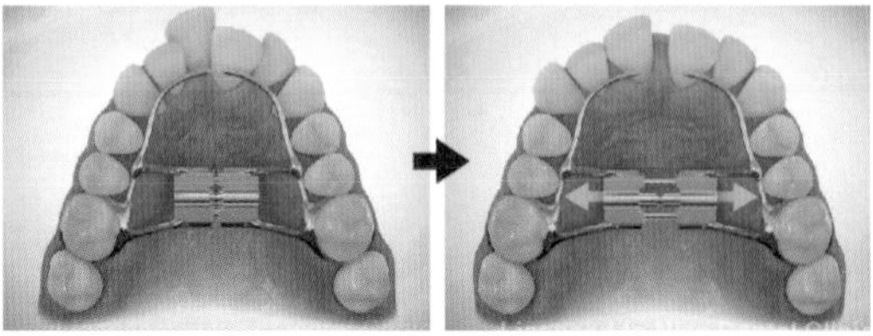

圖 5-20　傳統上顎顎弓快速擴張裝置

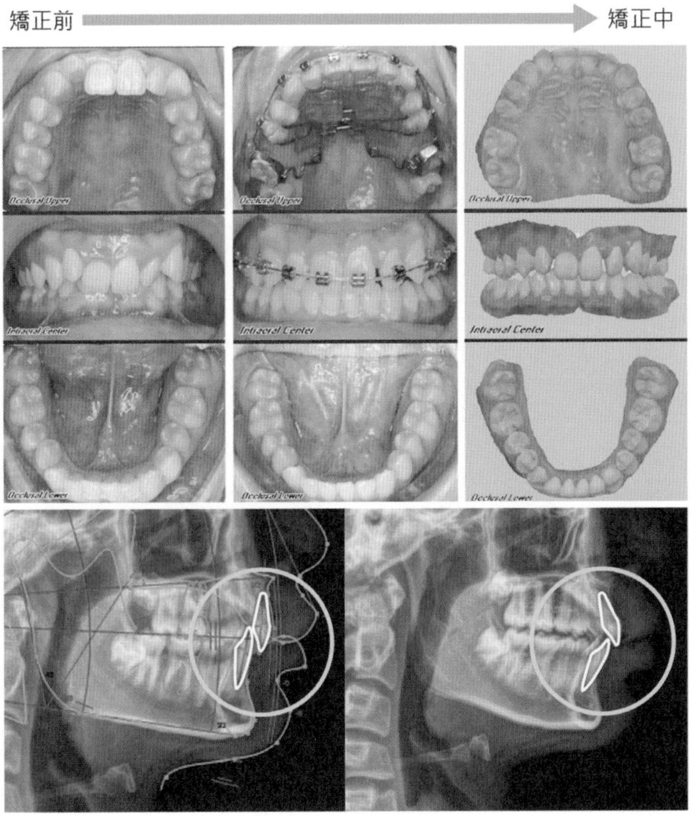

圖 5-21-1、5-21-2　案例一：門牙順利前移，深咬快速改善，咽喉氣道也獲得擴張

活動式裝置可以讓病患自行拿起或裝上，比較不影響進食與清潔工作。活動式裝置可以客製化的部分更多，我比較常使用的像是下顎前移裝置（TwinBlock），可以改善顎骨關係，也可以搭配顎弓擴張螺絲，同時達成顎弓擴張的目的。

如果遵循頭薦骨律動的思考，例如案例二，暴牙病人往往上顎牙弓窄，下顎需要前移。有時我就會採用如 TwinBlock 三向撐開的裝置，幫助病人改善小下巴的問題。只是無論如何都需要做大量的口腔周圍肌肉訓練或體態平衡練習，加快治療的腳步，避免下巴總是沒有辦法往前移動。

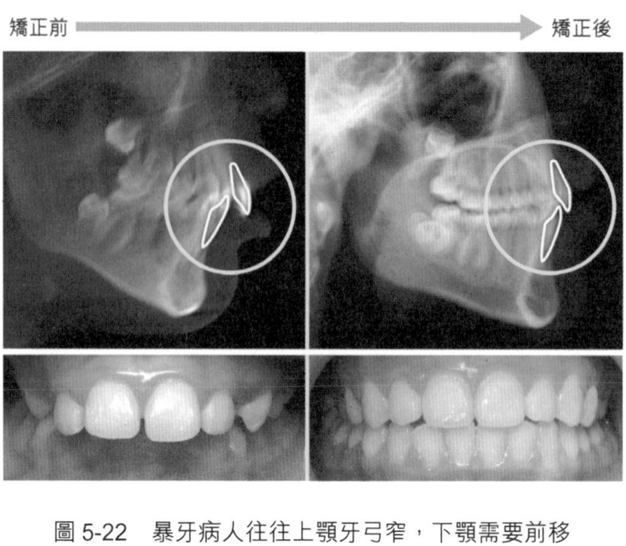

圖 5-22　暴牙病人往往上顎牙弓窄，下顎需要前移

TwinBlock三向撐開

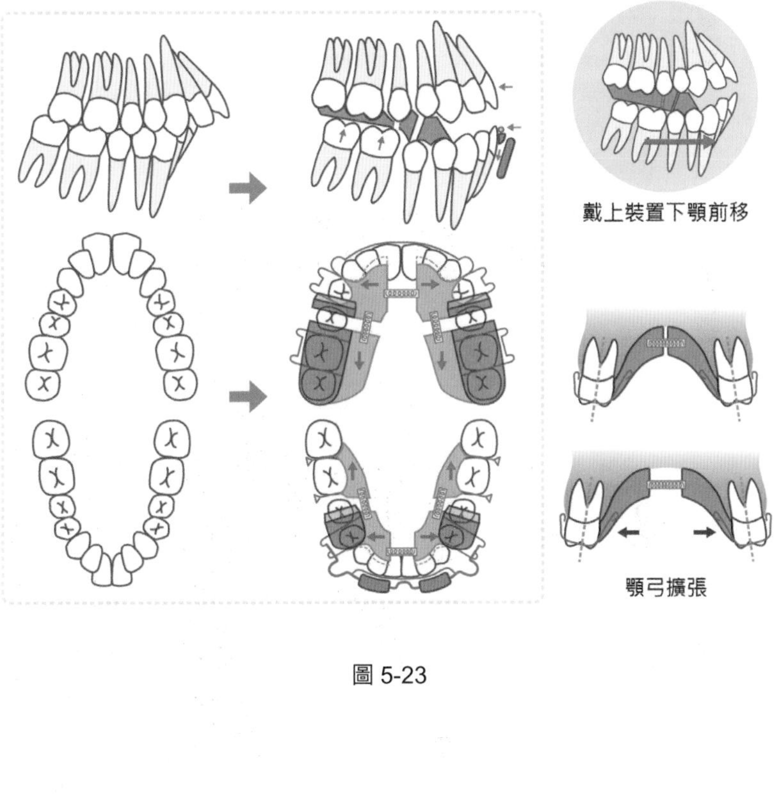

圖 5-23

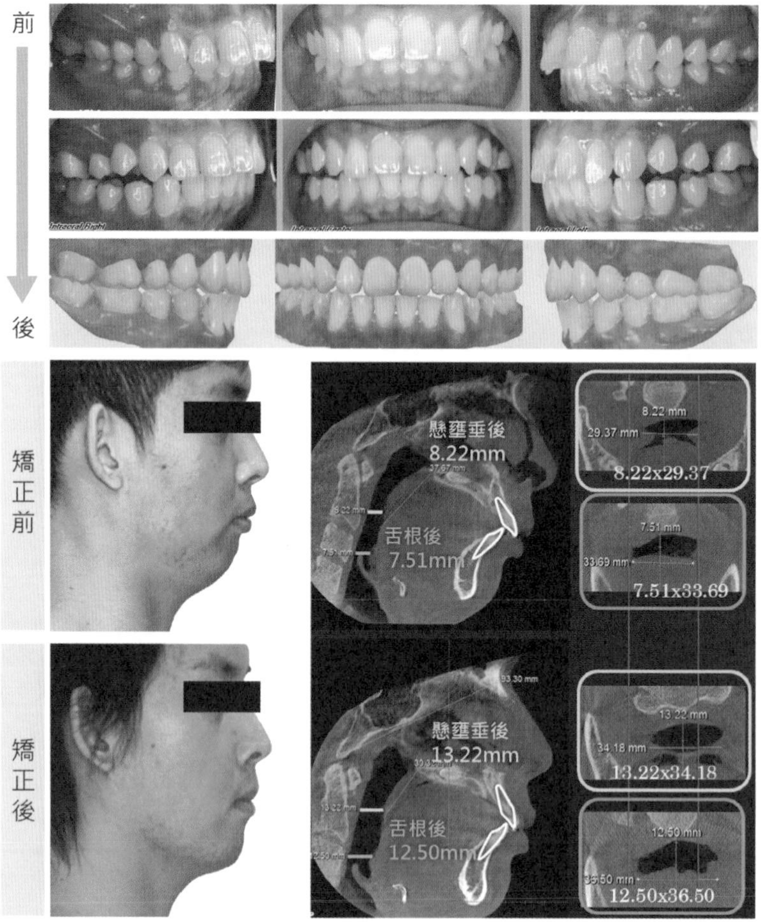
前
後
矯正前
矯正後
懸壅垂後
8.22mm
舌根後
7.51mm
8.22x29.37
7.51x33.69
懸壅垂後
13.22mm
舌根後
12.50mm
13.22x34.18
12.50x36.50

圖 5-24　案例二

戽斗治療算是困難度最高的。一般都建議患者在十九、二十歲時，進行正顎手術治療。正顎手術確實可以快速而有效地改善戽斗的顎骨相對關係，我則提供不同方式，讓成年人也有機會以不拔牙的方式改善戽斗的咬合關係。戽斗的治療關鍵就是舌頭位置要改變，所以需要活動式的下顎舌頭墊高裝置做輔助，搭配上顎擴張裝置，以及促進上顎骨前移的口外反向面弓，幫助病人改善戽斗的臉型，如案例三。

適當的裝置，加上患者願意配合，即使治療當下已經十七、八歲，也可以在不到半年內就改變不理想的戽斗顎骨關係，後續治療當然容易許多。

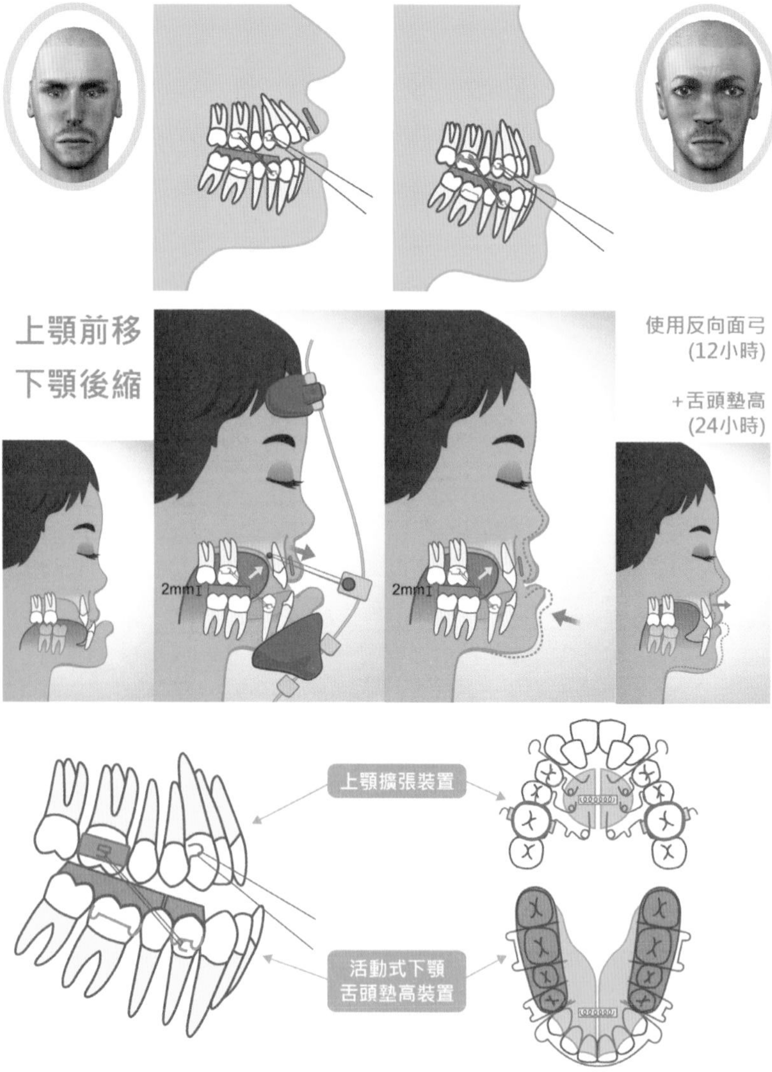

圖 5-25　戽斗治療

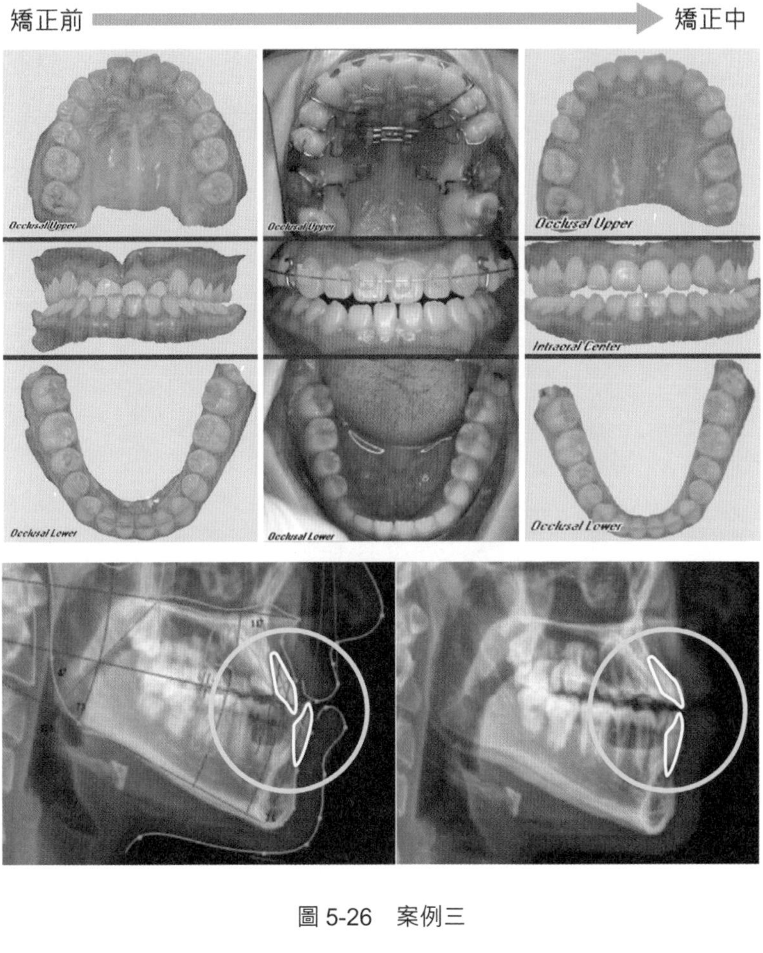
矯正前
矯正中
Occlusal Upper
Occlusal Upper
Occlusal Upper
Intraoral Center
Occlusal Lower
Occlusal Lower
Occlusal Lower

圖 5-26　案例三

進階輕線功能性矯正裝置（ALF）

進階輕線功能性矯正裝置相對於傳統的功能性矯正裝置來說，是一個比較新設計的矯正裝置，我們習慣簡稱為ALF，也就是進階（Advanced）、輕線（Lightwire）、與功能性矯正裝置（Functional appliance）三個字的縮寫。事實上，ALF也表達了三個重要的意義：

Advanced	調整頭顱顎骨律動 隨時反應舌頭與口腔周圍肌肉的狀況 針對特定的牙齒做客製化調整
Lightwire	以金屬線為主的矯正裝置 較輕的力量
Functional appliance	同時調整顎骨與牙齒的矯正裝置

ALF獨有的輕力特性，符合頭薦骨律動治療需要趨近於零而大於零的輕力，接近二十四小時持續調控上下顎骨的律動，不僅可以輕易擴張牙弓，讓凌亂的牙齒獲得足夠的排列空間，

甚至可以調控上下顎骨，讓左右的上顎骨獲得更多橫向擴張的律動。

另外，配戴橡皮筋，可讓下顎骨獲得更多前後擴張的律動，與傳統裝置的差異在於對牙齒及顎骨推力的大小，而 ALF 以金屬線為主的結構比較不侵犯舌頭的活動空間，配戴的同時會因為裝置多了所謂的 omega loop，對舌頭產生刺激，讓舌頭不自覺往前往上移動，達到自動訓練舌頭的功能，所以，ALF 不只可以調控顎骨、簡單排列牙齒、改善舌頭功能，甚至可以墊高咬合，協助頸椎壓力的舒緩，算是新一代矯正裝置的佼佼者。

像這樣以線為主的矯正裝置，傳統上也是用來透過打開 omega loop 的方式來協助牙弓擴張，增加牙齒排列的空間；如果搭配頭顱骨律動的考量，就不只擴張牙弓的作用，還包括調整頭顱骨律動的優點。

以案例五這樣治療不到三個月的十歲孩童為例，雖然是戽斗的顎骨關係，但小朋友認真配合，加上 ALF 裝置及其適當設

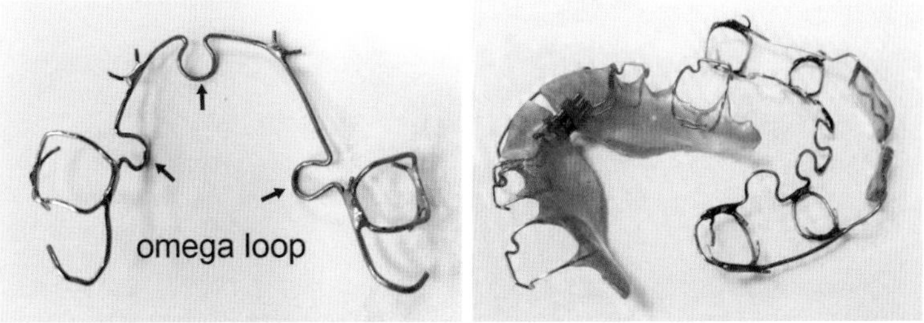

圖 5-27

計，還配戴了口外反向面弓。特別是除了吃飯時才拿下來的ALF功能性矯正裝置，效果之好讓家長出乎意料。其實ALF是傳統的矯正裝置之一，只是加了新的治療思考，讓小工具獲得大成效。而小朋友現在願意配合，未來也會少吃很多苦頭。

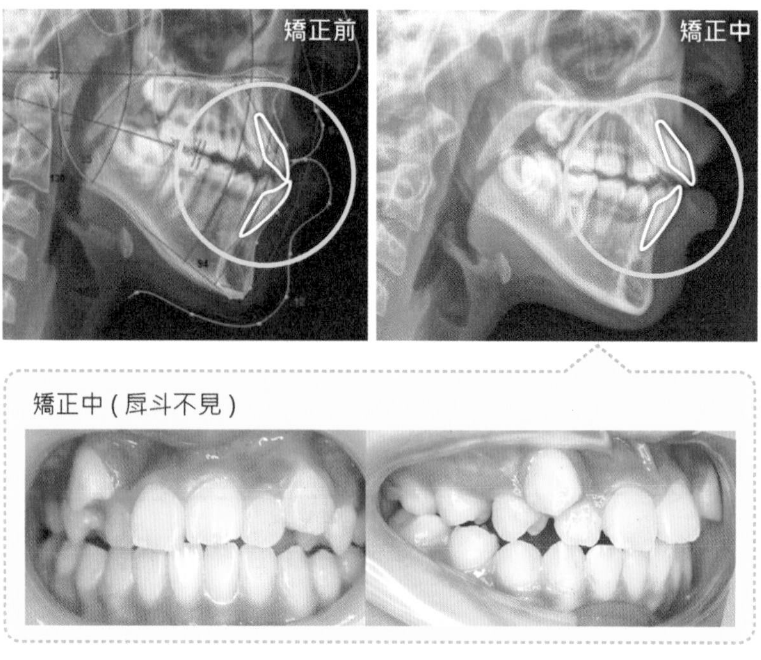

圖 5-28　案例五

Dentalclinic

來自病人的回饋

孩子換完牙齒後，我發現她睡覺時會用嘴巴呼吸，而且臉部呈現「戽斗」狀。我的家庭牙科醫生告訴我孩子需要做「齒顎矯正」，透過家庭牙科醫生的建議，我們來到了趙醫師的診所求診。戴上矯正器才三個月，我和孩子都發現「戽斗」不見了，門牙中間的縫隙也變小了，整個臉型變得更立體囉！雖然睡覺時嘴巴還是會打開，但是張開的弧度變小了，連打呼聲也愈來愈少聽到了。孩子自己非常開心。現在我不用常常提醒她要記得戴矯正器，她自己吃完飯就會立刻戴上了。謝謝趙醫師及牙科助理們！

還有如案例六的病人採用複雜型 ALF 裝置搭配一般顎弓擴張裝置，半年就獲得足夠的牙弓擴張。當然，功能性矯正裝置非常多，這邊僅列出一些我個人比較常使用的部分，採用功能性矯正裝置幫助顎骨的發育與生長，請不要忘記自己該做的功課，也就是口腔周圍肌肉訓練，甚至是體態平衡的改正，才會讓治療獲得最大的成果。

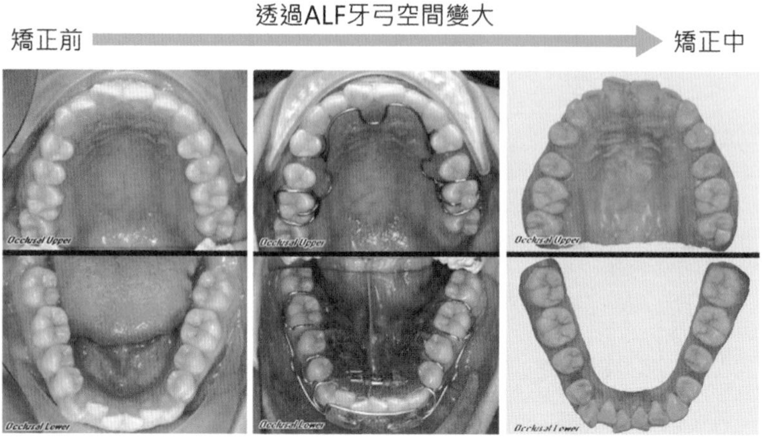
透過ALF牙弓空間變大
矯正前
矯正中
Occlusal Upper
Occlusal Lower
Occlusal Upper
Occlusal Lower
Occlusal Upper
Occlusal Lower

圖 5-29　案例六

三 排列牙齒，精確又簡單

矯正就能有完美齒列？

經過顎骨與牙弓擴張的階段之後，牙齒已有充足的排列空間，這時候只要依據第一大臼齒的關鍵位置是否適當，就可以依序移動牙齒，慢慢紓解牙齒擁擠或是門牙前暴的問題。

牙齒矯正有一些預期目標，以下將用圖示向大家簡單說明。雖然這些是理想目標，但不是每個都要達成——畢竟每顆牙齒大小不一，左右牙齒的大小也未必一致，所以門牙中線就不可能精準地對正，只要大

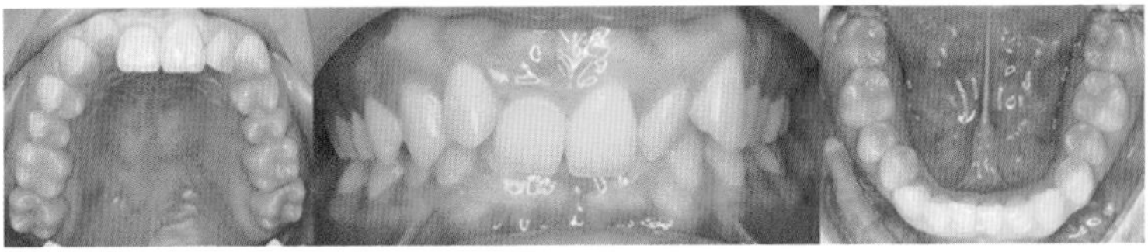

圖 5-30　初診暴牙或牙齒過度凌亂（口內照片）

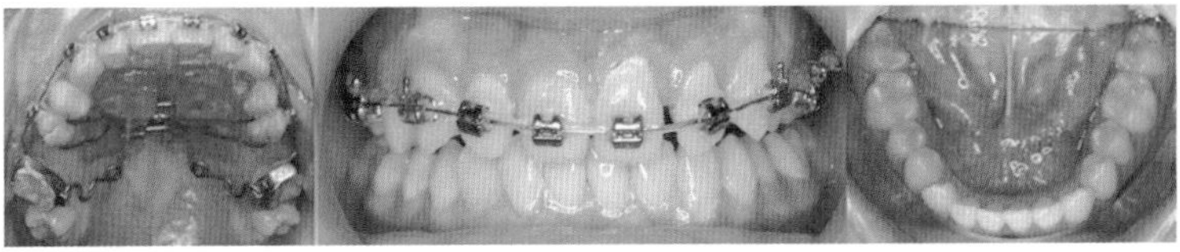

圖 5-31　顎弓擴張

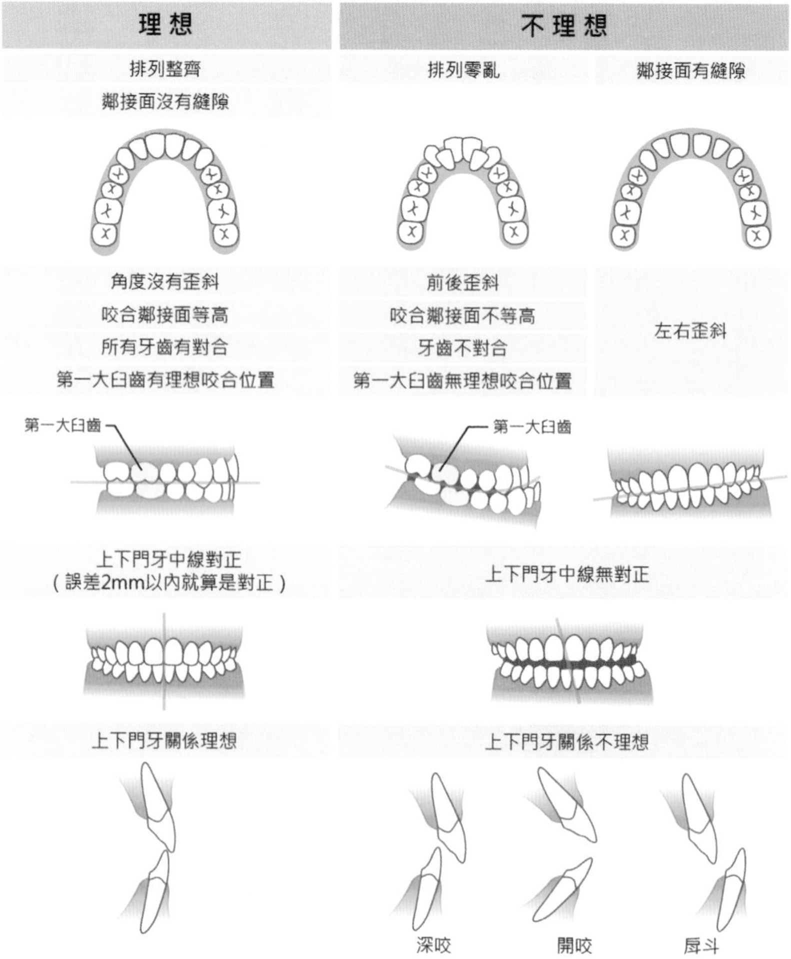

圖 5-32　理想與不理想的牙齒型態

致接近理想就可以。有些病人成天拿著鏡子，放大檢視自己的牙齒，要求完美；其實不僅沒有必要，過長的矯正時間對牙齒也有負面影響。如果真的很在意每顆牙齒是否美觀，可以考慮與牙體復形科醫師合作，做假牙或是鑲瓷貼片，修飾牙齒外型。

牙齒排列到最後，若能接近上述要求，已經算是相當完美。而且齒顎矯正的成果，往往不是依照科學方法，以數字斤斤計較。常常是一種「感覺」，例如病人覺得好，但醫師也許覺得還有改善空間；也可能醫師覺得完美了，病人還是不滿意。不滿意是一定的，畢竟不是每個人都和女明星一樣有理想的骨架與牙齒大小，牙齒最後的功用，除了美觀，本書一再提到的咀嚼、吞嚥、發音等功能也是重點，應該讓各層面都理想，而不是只在意美

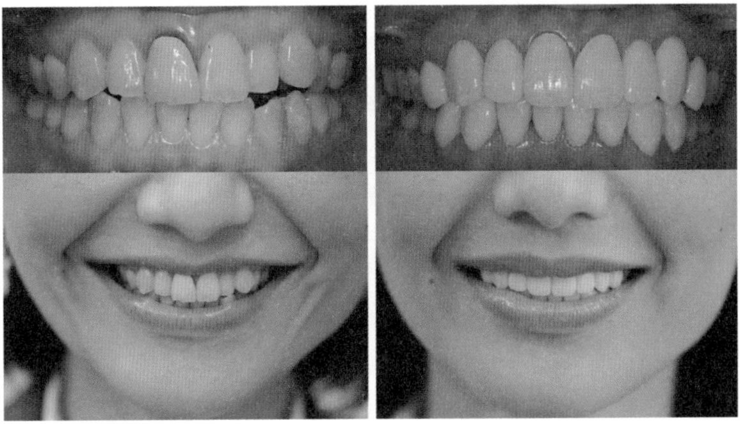

圖 5-33-1、5-33-2　陶瓷貼片

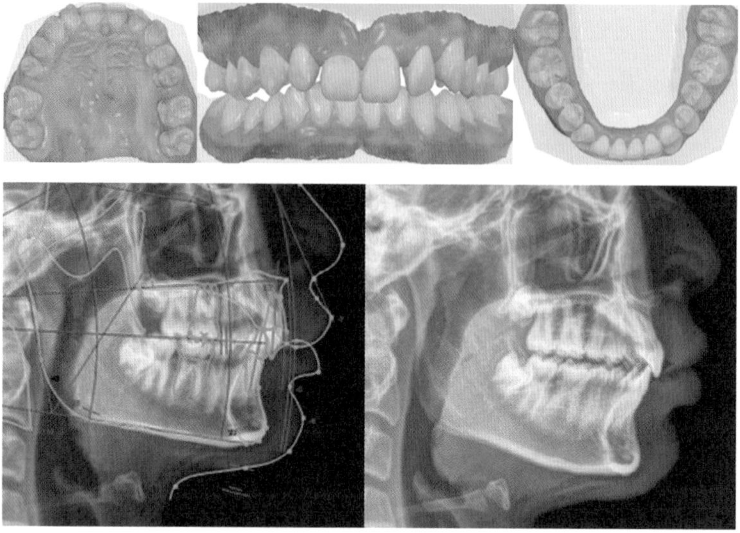

圖 5-34-1、5-34-2　數位掃描與 CEPH 分析搭配評估

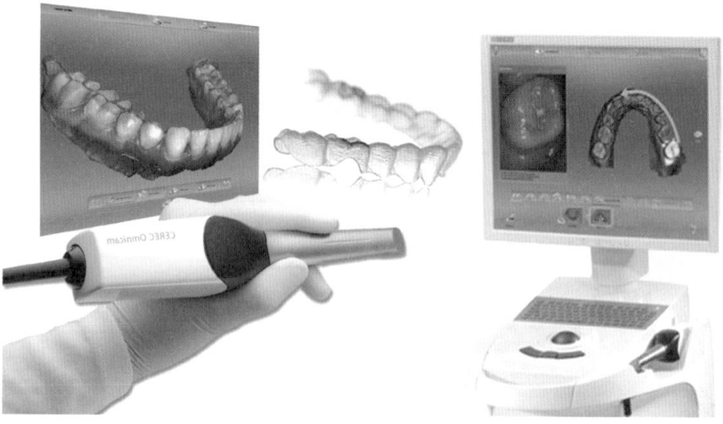

圖 5-35　隱形牙套矯正四部曲：數位掃描、牙齒排列設計、3D 列印、製作隱形牙套。圖為 CEREC Ortho 軟體與 CEREC Omnicam 裝置（由國華牙材股份有限公司提供）

觀。雖然愛美實在是人的天性，只在意美觀也無可厚非，但我個人認為只在意美觀，便不是真正了解齒顎矯正的真諦。

建議齒顎矯正進行中的讀者，每半年可以和醫師討論一下治療進度與自己的意見，盡量達到病人與醫師都認可且可以做到的成果。

除了上述標準，還有更多細節可以調整。綜合起來，其實關鍵有三點：

一、**顱骨發育**

是否對稱且理想？例如上排門牙上方牙齦露出太多，是上顎骨往前下方旋轉過度的結果，可以透過牙冠增長術或是牙齦切除術的牙周美容手術改善；或是左右眼睛與左右嘴角歪斜，需要進一步的顱骨調整或手術。

二、**表情**

要隨時微笑，甚至要多練習，才容易產生微笑曲線。第三章提到的舌頭肌力是否足夠，舌頭功能是否適當，也間接影響嘴唇的形狀。

三、**牙齒大小**

牙齒大小有其理想比例，可以透過牙齒矯正重新改變牙齒排列，例如過窄的牙齒撐寬後，製作假牙來改善美觀。

選擇傳統矯正還是隱形矯正？

若決定開始矯正治療，目前移動牙齒的做法有兩大模式：

一、**傳統直線式矯正**

採用一顆一顆黏著在牙齒表面的矯正器和事先彎製好的牙弓弓線，幫助牙齒排列整齊。

二、**隱形牙套矯正**

這是目前正流行的矯正方式。依靠電腦設計出一套套透明牙套，每天配戴二十小時以

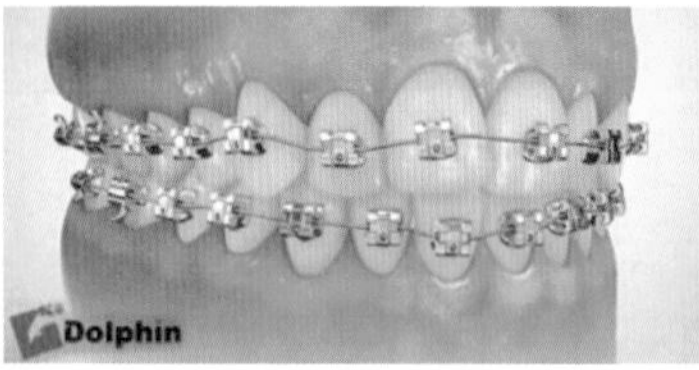

傳統直線式矯正

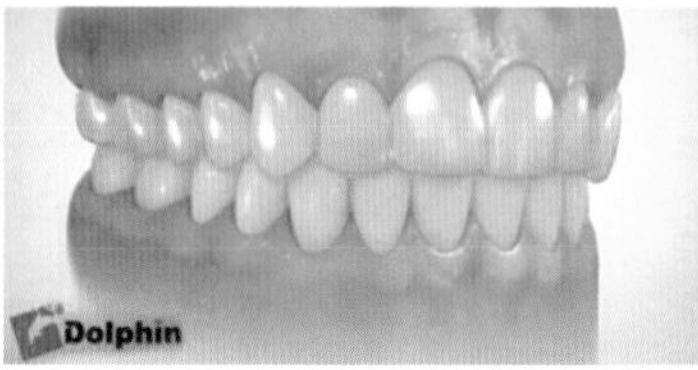

隱形牙套矯正

圖 5-36

上，配戴足夠時間是治療成功的關鍵。

隱形牙套與自鎖式矯正器的評比

	隱形牙套	傳統金屬矯正器
矯正原理	・使用最新電腦3D數位科技，依照實際牙齒與牙根大小準確規劃療程。 ・醫療級塑料經由數位模擬、分析、計畫並射出成型，依據牙齒移動情況分為不同階段，製作出一系列調整齒列位置的調整器。 ・容易預估治療成果。	裝置固定在牙齒表面，達到對牙齒施壓而將牙齒移動至理想位置。
常見搭配治療方式	修磨牙縫比例高，矯正骨釘使用機率較低。（圖 5-37）	需大量使用矯正骨釘。（圖 5-38）
回診頻率	每二個月一次，矯正所需期間較易掌握。	・須定期調整金屬弓線，每個月須回診一至二次。 ・僅能大略預估可能治療期間。

	隱形牙套	傳統金屬矯正器
美觀性	完全透明，他人不易察覺。	裝置均貼附在牙齒表面，除陶瓷製透明矯正器外，金屬材質的顏色及形狀皆顯而易見。（圖 5-39）
方便性	可自行戴上或取下。	矯正器若脫落，須由醫師黏著。原則上療程結束後才能移除。
對口腔及身體影響	飲食時需取下，用餐完畢後可照一般清潔方式清潔。	・矯正器使刷牙及牙線使用不易，較難維持口腔衛生，容易導致蛀牙與牙周病。 ・矯正器及牙弓線容易導致口腔磨損或產生不適感。 ・部分患者因為過敏問題而使牙齦紅腫。（圖5-40） ・有重金屬殘留身體的疑慮。
掌握進度的容易度	・透過電腦模擬，預測矯正階段的同時，亦可讓患者了解矯正過程。 ・可精確規劃牙齒外型，例如修磨牙縫，使上下前牙的比例以達成目標；或是牙齒的希望寬度、缺牙區未來植牙的空間等。	醫師須視每次回診情況調整金屬線，較難精確掌握。

	隱形牙套	傳統金屬矯正器
額外配件	・部分牙齒會黏著附件及使用橡皮筋，亦可能局部黏著透明矯正器。（圖5-41、圖5-42） ・附件脱落容易黏回。	・配件多，更容易造成不適感。 ・若矯正器脱落，須移除所有配件再重新黏回。（圖5-43）
較難改善情況	・門牙角度 ・牙齒扶正 ・關閉拔牙空間（缺牙區相鄰牙齒容易傾倒） ・打平咬合平面 ・牙齒旋轉	
費用	完整療程費用介於二十至三十萬元之間。矯正牙齒的範圍及困難度、隱形牙套的數量，還有不同醫師的規劃，皆會影響費用。	費用介於十至十五萬元之間。

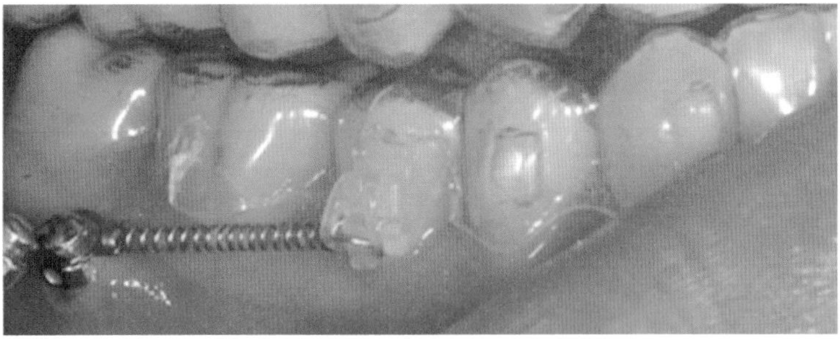

圖 5-37　隱形牙套也可搭配骨釘

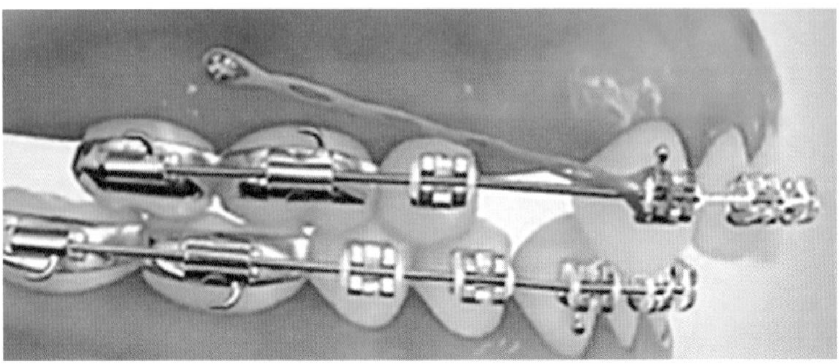

圖 5-38　矯正骨釘，協助牙齒移動

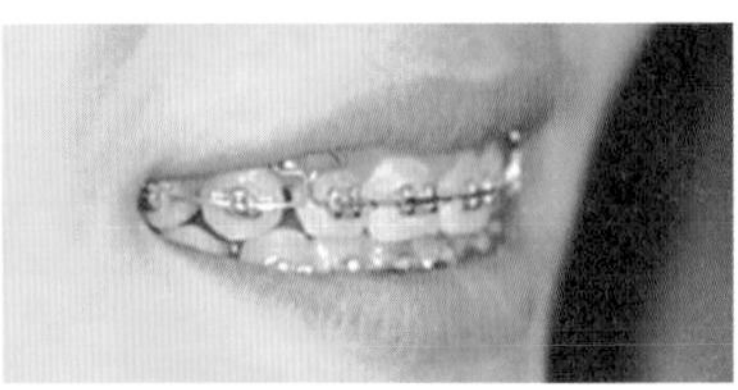

圖 5-39　金屬矯正器對美觀的影響較大

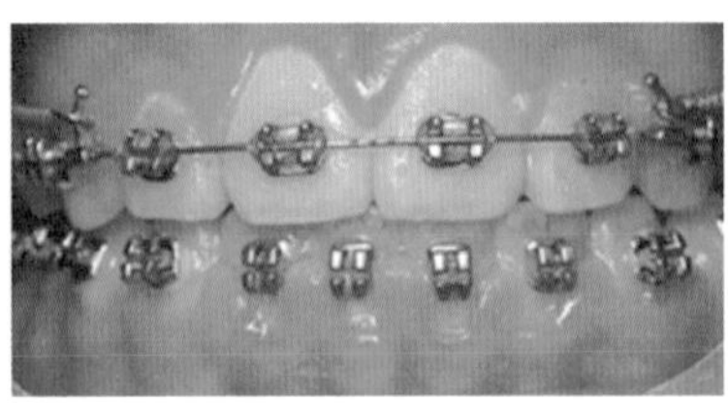

圖 5-40　部分患者有金屬過敏問題，造成牙齦紅腫

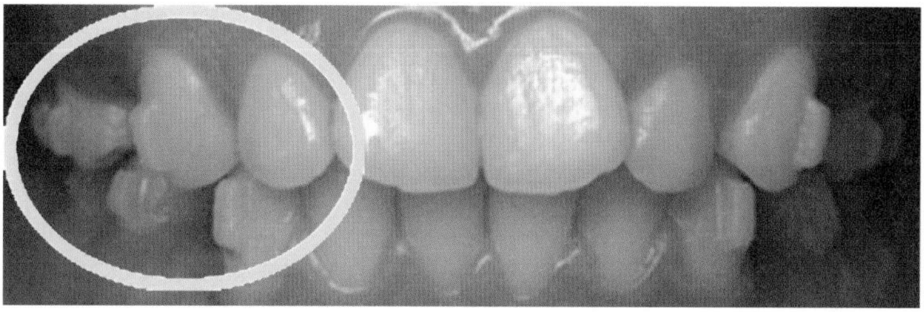

圖 5-41　隱形牙套額外配件

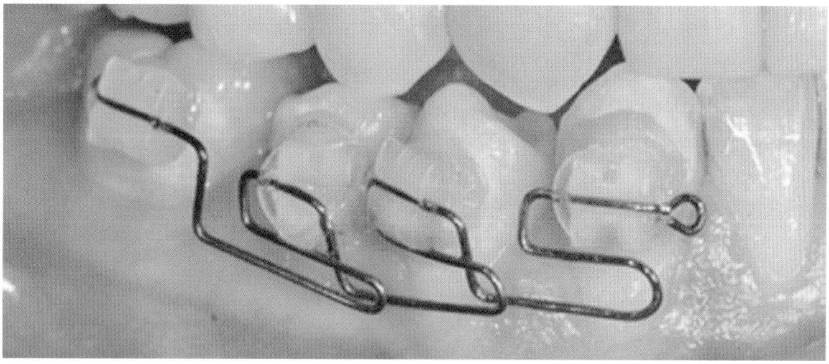

圖 5-42　隱形牙套可能需要局部黏著矯正器

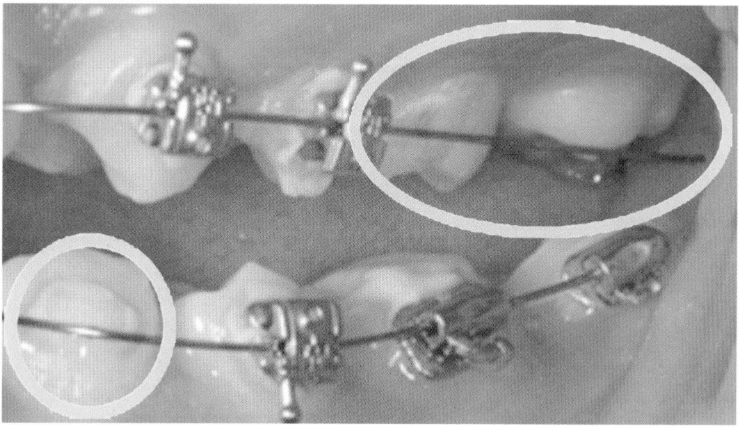

圖 5-43　金屬矯正器額外配件若脫落，須移除所有配件再重新黏回

隱形牙套結合訓練，施力自然、效果佳！

打平咬合面應該是隱形牙套治療最為吃力的部分，甚至可以說是隱形牙套治療的最大困擾。很容易因為未將咬合面打平，反而使前牙區上下門牙的重疊量加深，也就是牙醫師所謂的深咬，長期可能造成咬合干擾或是顳顎關節症狀。目前的解決方式是透過吞嚥訓練器的輔助，減輕前牙深咬的問題，同時改正口顎顏面肌肉的不良習慣。

雖然隱形牙套有如上缺點，不過不得不說可能也是個優點。從生理機制來說，通常轉不動、移不動的牙齒，可能是因為骨頭太窄。臉頰、舌頭及咬合等各方面在牙齒上面造成的力量，也決定了牙齒是否可以移動。傳統矯正方式霸氣多了，移不動，只要給予更大的矯正力量就可以強制移動，最後雖然達到目的，但牙根可能已偏離齒槽骨頭中心及牙齒位置，並造成咬合干擾。不管什麼結果，最後牙齒還是會乖乖回到原位，這也是我嘗試將吞嚥訓練加入矯正治療的目的，不僅能將牙齒排列整齊，也讓牙齒周

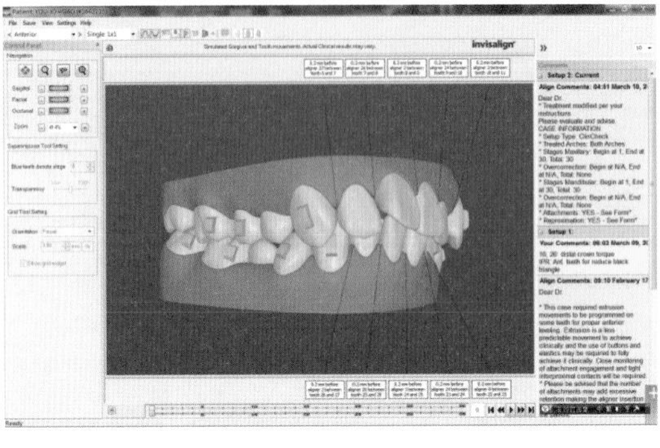

圖 5-44　隱形牙套成果預估

圍的臉頰與舌頭肌肉重新適應新的習慣，將顎骨移到合適的位置，得到高效且持久的治療成果！

其實兩種矯正方式各有優缺點。對我來說，目前最大的差異點在於費用。以隱形牙套的完整治療方案來說，一般以二十至三十萬元為合理價格，比傳統矯正費用約高一倍；如果加上前面的功能性矯正治療費用，須再增加十至十五萬元的費用。事實上，相較於歐美國家，這樣的收費還是偏低，而且臺灣稅制對醫師比較不友善，費用提升恐怕是不得不的方向。只要牙齒不過度凌亂、費用也不是問題的情況下，我目前傾向採用隱形牙套矯正幫助病人排列牙齒，關鍵是好不容易撐開獲得的顎弓寬度比較不會變小；而傳統直線式矯正是依靠成型的弓線排列牙齒；目前的弓線寬度都比較窄，容易產生往中間的推力，除非用手工方式彎製弓線，不然就需要擔心顎弓寬度減少的副作用。另外，隱形牙套矯正移動牙齒的能力不像直線式矯正，可輕鬆產生各角度的力量，因而需要病人更多舌頭與口腔周圍肌肉功能的訓練，才能獲得比較理想的牙齒排列。

我總是勸告病人，不要以為靠牙醫師將牙齒排列整齊就一勞永逸了，齒列不整是長久習慣不良的結果，矯正治療等於要改正習慣。光是靠牙醫師獲得的整齊牙齒，一旦矯正結束，就需要靠空間維持器才能勉強維持，但是舌頭與口腔周圍肌肉功能沒有改善，甚至還是彎腰駝背、姿勢不良，或是其他壞習慣沒有改正，牙齒很快還是會繼續凌亂。

計畫性數位矯正

以數位化的流程排列牙齒，可以用電腦評估牙齒排列後的情況是否符合預期。首先透過可以放到口內的數位掃描儀器的幫助，將牙齒及牙齒周圍軟組織的影像掃描進電腦，由電腦組合成數位的 3D 立體影像，目前比較熱門的設備有 3Shape Trios 與 Sirona CEREC 兩種主流機種。

經過一系列流程，將數位化的牙齒模型轉成每一顆牙齒可以自由移動的工作模型，只是在移動牙齒前，需要確認牙齒移動後——特別在關閉牙齒空間前——例如門牙的角度甚至美觀是否符合需求。最簡單的方式就是將側頭顱 X 光影像匯入到工作模型中，比對牙齒排列前後，觀察門牙的角度位置是否如期望的治療成果。

如果未如預期，就需要功能性矯正裝置調整骨頭或是再擴大牙弓，直到有足夠的空間排列牙齒為止；如果達到預期，就會請隱形矯正廠商如隱適美（Invisalign）公司收件，逐步製作出隱形牙套。

只要能夠有效率地將牙齒整齊咬合對正都是好方法。數位化的治療由於可以結合 X 光影

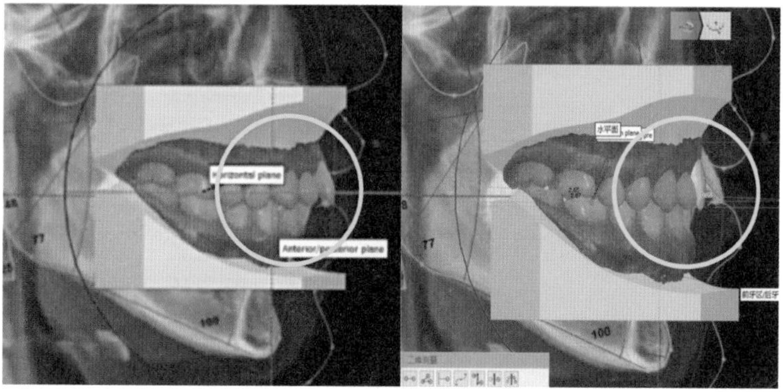

圖 5-45　門牙從暴牙的角度往後移動改善的成果

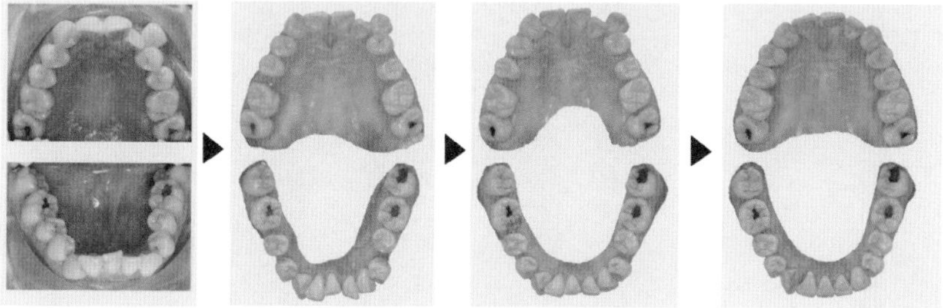

圖 5-46　牙齒移動的過程

像進行規劃，治療的可預期性可能會高一些。以下用一個案例和大家分享，看看數位化的治療如何獲得可預期的治療成果。

Dentalclinic

隱形牙套配戴說明

1. 雙手拿取隱形牙套兩側。
2. 放入口腔後，對齊牙齒往下壓，確認每顆牙齒都有戴到位。
3. 每次配戴時，都要確實咬棉捲。
4. 如有配戴不合時，可浸泡在溫熱水中三至五分鐘，再次配戴。
5. 拔下隱形牙套時，請用雙手從兩邊外側最後一顆牙拔起。

最怕阻生齒

矯正過程最怕阻生齒。不管選擇哪一種矯正方式，如果有牙齒阻生的問題，原則上還是要盡早擴張牙齒萌發的空間，例如趁乳牙齒列或是混合齒列時，如此可以減少後續處理阻生齒的困擾，大幅縮短治療時程。

經過上下顎骨的寬度與前後位置的調整、口腔周圍肌肉與體態平衡的練習，甚至咬合與體態歪斜的改善，等於讓地基穩固，變得寬闊的牙床能夠將牙齒排列整齊，較理想的上下顎骨關係可以讓牙齒咬合容易對正，所以接下來進行牙齒排列與咬合對正的治療，自然就簡單容易多了。

矯正過程需注意的小狀況

排列牙齒過程中的小狀況，自然會影響治療的成果並拉長治療時間。像是黏著到牙齒表面的矯正器或是隱形牙套專屬的固位樹脂附件脫落、病人配戴隱形牙套的時間不足、隱形牙套或矯正器脫落遺失、約診後卻許久未到等狀況，只要出狀況，勢必拉長治療時程。其實，牙齒排列的治療也可以加快，例如病人自己多運動、吃飯時多咀嚼，都可以加快矯正的速度，而國外也有一些矯正加速的裝置可以搭配隱形牙套使用，都有助於矯正時程的縮短。

還有一個比較特別的狀況，就是沒有確實把前面口腔周圍肌肉訓練的練習做好，這時候

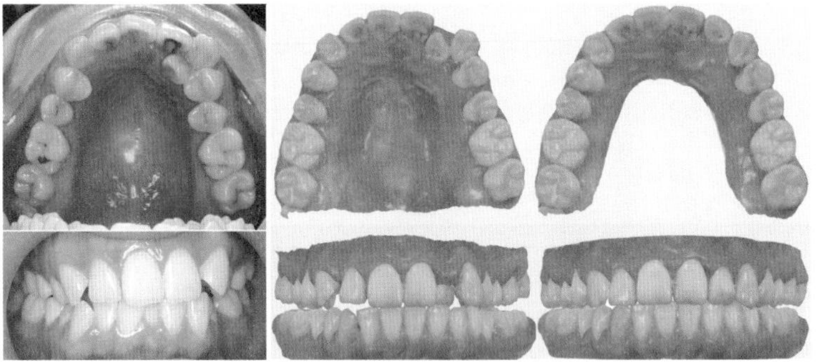

圖 5-47　犬齒阻生（透過矯正器小手術）

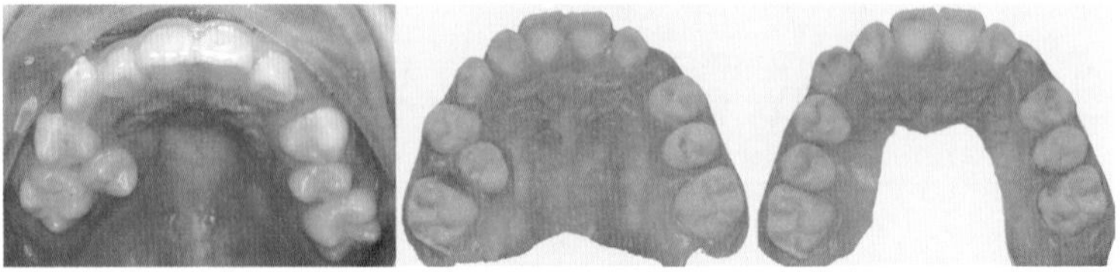

圖 5-48　第二小臼齒阻生（透過矯正器）

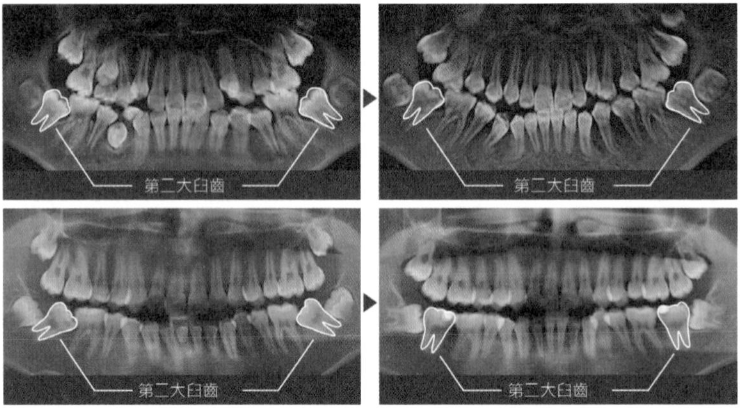

圖 5-49-1、5-49-2　第二大臼齒阻生（透過矯正器與隔離器的輔助改善）

還有不當的舌頭或嘴唇推力產生，往往對牙齒產生上百克的異常推力，一般矯正移動牙齒只有幾克的力量，自然擋不住異常的舌頭或是嘴唇推力，牙齒怎麼排都不容易整齊。看起來是牙醫師技術不好，實際上是病人不自覺在幫倒忙。

改善之道也是一樣，多注意舌頭與口腔周圍肌肉是否有不當用力的狀況，盡量改善，在牙齒排列的時期，我還是會提供一些吞嚥訓練器給病人，來減少舌頭與口腔周圍肌肉功能異常造成的後遺症。

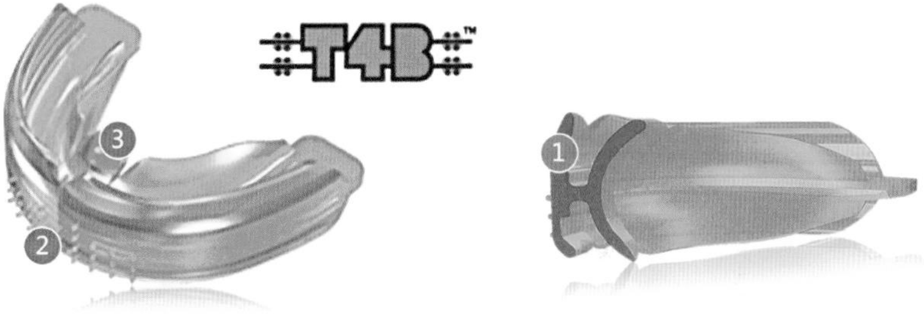

圖 5-50　可以搭配矯正器使用的吞嚥訓練器 T4B。這是為配戴矯正器的人所設計，具有良好彈性，可避免軟組織被矯正器刮傷，並訓練口腔肌肉，也可以治療顳顎關節問題。

❶ 矯正器溝渠：供矯正器或其他牙科裝置放置的空間，且可以保護雙頰和牙齦。

❷ 阻舌牆：避免唇部肌肉因配戴矯正器後過度活躍所產成的不適感。

❸ 舌箍：避免舌頭向前頂，並促進用鼻子呼吸。

（圖片由 Myofunctional Research Co. 授權，代理商好力齒有限公司提供。）

第6章

把握矯正黃金期

四～六歲：乳牙齒列矯正

進入早期矯正的治療前，我先說明為什麼大部分醫師都建議十二歲再開始矯正。人到了十一或十二歲，乳牙才全部更換為恆牙齒列，這時牙醫師才能準確推算牙齒排列的空間是否足夠，這是目前齒顎矯正治療的主流做法。但是牙齒排列是由上下顎骨的大小與位置所決定，而舌頭與口腔周圍肌肉的習慣又直接影響牙齒位置，這也是牙齒矯正稱作齒顎矯正（牙齒與顎骨矯正）的緣由。

既然是牙齒、顎骨與肌肉功能同時需要改正，應該愈早矯正愈好。近年來，多位矯正大師如日本的近藤博士與德國的曼佐博士，都強調當六至七歲第一大臼齒萌出，就可以開始矯正，國際知名學者傑曼．拉米列茲在其專業著作中《咬合不正的早期治療》中，甚至引述多方學術研究資料，建議四歲乳牙齒列就可以進行矯正治療，對整個口顎系統的結構與功能的發育，都會有理想的結果。儘管矯正學會推薦六足歲就可以做矯正評估，事實上，早期導正牙齒咬合與顎骨發育、盡早改善舌頭與口腔周圍肌肉功能、避免錯誤功能讓後續治療困難耗時，都是我鼓勵孩子早期矯正、早期治療的主要原因。

早期矯正主要分為三個時期：第一階段是乳牙齒列階段，約四到六歲；第二階段是第一大臼齒萌出後，到下顎犬齒萌出前的混合齒列階段，約七到九歲；第三階段則是乳牙全部更換完成的恆牙階段，約是十至十二歲。

不同階段的治療目的、原則和做法有所不同，但是有一個共通的原則：因為年紀小又處於快速生長期，不管是習慣或者是顎骨的擴張引導，都會比較快；不良的習慣也因為年紀小還沒定型，要改變比較容易；顎骨

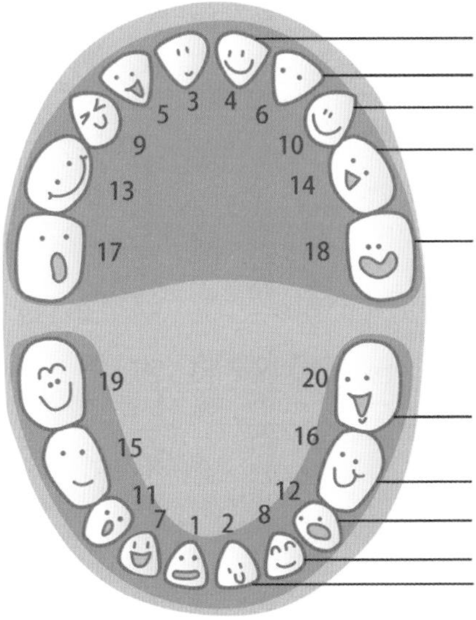

	乳牙萌發	換牙
中門齒	8-12月	6-7歲
側門齒	9-13月	7-8歲
乳犬齒	16-22月	10-12歲
第一乳臼齒	13-19月	9-12歲
第二乳臼齒	25-33月	10-12歲
第一乳臼齒	23-31月	10-12歲
第二乳臼齒	14-18月	9-11歲
乳犬齒	17-23月	9-12歲
側門齒	10-16月	7-8歲
中門齒	6-10月	6-7歲

圖 6-1

引導在愈小的孩子身上效果愈快，因此愈小的孩子需要的裝置愈簡單，對孩子來說也較沒負擔；矯正費用自然也比十二歲以上或成年後的費用低非常多。

另外有兩個前提必須注意，首先是因為孩子還小，未來生長發育的能力不是牙醫師可以完整預期的，如果有不同於正常發展的狀況，例如缺牙或牙齒阻生等問題，之後可能會有恆牙齒列第二階段的額外治療需求；其次，孩子年紀較小，容易有配合度不高的問題，也會導致治療成果不盡理想。

及早治療除了速度可能較快，趁著孩子生長發育的高峰期，可以讓頭顱骨發育回到理想軌道。比較明顯的是，許多小朋友在矯正後鼻子功能改善了，因為顎弓狹窄間接引起的口呼吸、鼻過敏、鼻塞、注意力不集中、好動與免疫力低下的問題獲得改善，當然也更容易自然改善咀嚼、吞嚥、發音、表情與呼吸不良習慣。口顎系統機能恢復正常，攝食與呼吸能力提升，孩子自然變得健康。臨床上，亦有孩子在矯正後成績提升，這算是意想不到的成果。

以下簡單介紹十二歲以前的矯正類別，可了解學齡中的孩子有哪些發展，需要注意或觀察什麼。如果發現問題的癥兆，需要早期矯治時，事先了解可能有的裝置及配合事項，做好自我評估的同時，亦能與孩子溝通。

為孩子檢查

二歲：是否有戽斗臉型的發育趨勢

當乳犬齒萌出後，如果發現小朋友習慣下門牙咬在上門牙的前面，這時候就要請兒童牙科醫師檢查，是不是乳犬齒干擾孩子牙齒咬合，讓下巴被迫往前咬在戽斗的位置？這時候修磨咬合干擾，或是簡單填補牙齒，很快就可以避免長成戽斗臉型的趨勢。

五歲：是否有未來咬合不正的趨勢

門牙間若有足夠的牙縫，代表建立了孩子的咀嚼能力。扣除容易吐奶或過多含糖飲料造成的牙齒酸蝕之外，有理

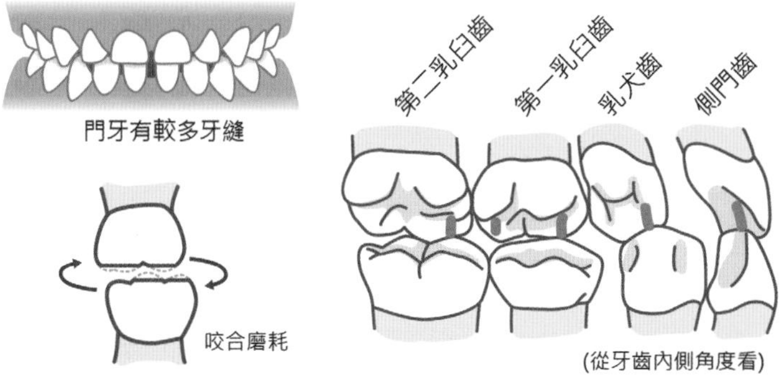

乳牙特徵：

1.門牙有較多牙縫
2.咀嚼食物時，單側牙齒從側門牙到兩顆乳臼齒都會同時咬到，且有咬合磨耗的現象。

圖 6-2

想咀嚼能力的乳牙齒列，應該是牙齒表面有咬耗的現象，這代表小寶貝擁有像牛一樣磨碎食物的能力。

如果沒有同時具有上述兩個乳牙特徵，就要盡快找兒童牙科醫師，填補或修磨乳牙齒列，讓孩子恢復咀嚼能力；同時要盡快改變孩子的飲食內容，改提供較硬的粗食與富含纖維的蔬菜。孩子一開始多少會有適應困難，為了獲得最理想的口顎顏面系統的生長發育，以及避免未來動輒數十萬的齒顎矯正費用，建議還是及早改變自己與孩子的飲食習慣。

七～八歲：牙齒咬合不正的確認

一般矯正醫師會建議小朋友在國小一、二年級的時候進行牙齒咬合的評估。只是，這時候的咬合不正，往往已經不僅是咀嚼、吞嚥、發音，以及顏面肌肉不自覺過度用力等功能性問題，此時牙齒周圍顎骨的生長發育也已經出現異常。如果在乳牙齒列就進行評估與治療，往往可以縮短治療時間，搭配口腔周圍肌肉的功能訓練，更可以促進口顎系統的正常生長發育，也可進一步減少可能發生的異常口顎功能或肌肉習慣。

咬合墊高，改善乳牙齒列的咬合不正

執行乳牙齒列咬合改變的同時，重新訓練小朋友咀嚼、吞嚥、發音、表情與用鼻子呼吸的正確習慣，還是非常重要。有時候，牙醫師會採用所謂的吞嚥訓練器，幫助孩子改變口腔周圍肌肉的習慣，運用在乳牙齒列非常快速有效。搭配牙醫師填補與修磨牙齒來恢復咀嚼能力的同時，會讓口顎顏面系統的生長發育回到正軌，爸爸媽媽乃至全家一起改變習慣，一起變得健康。

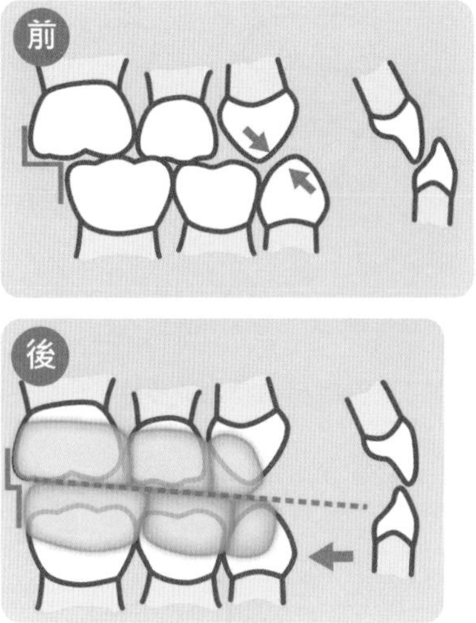

圖 6-3　咬合墊高改善戽斗

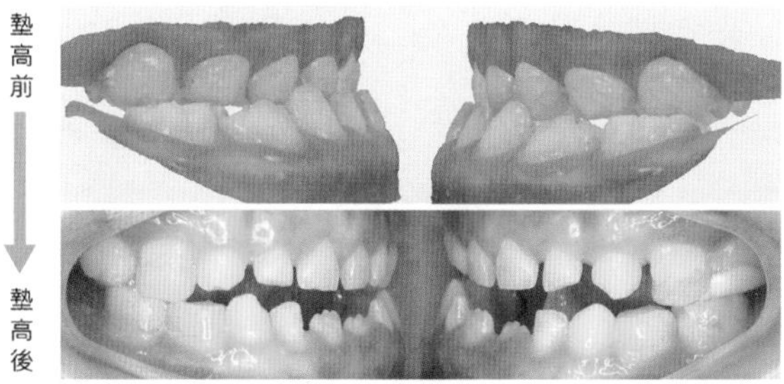

圖 6-4　戽斗病人咬合墊高，搭配吞嚥訓練器治療三個月後

乳牙齒列的正常咬合

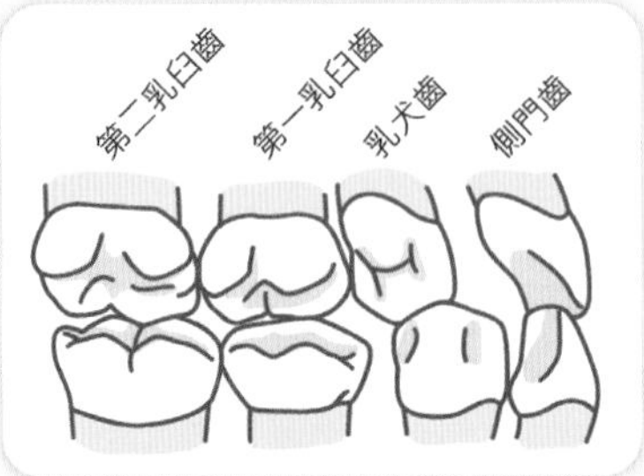

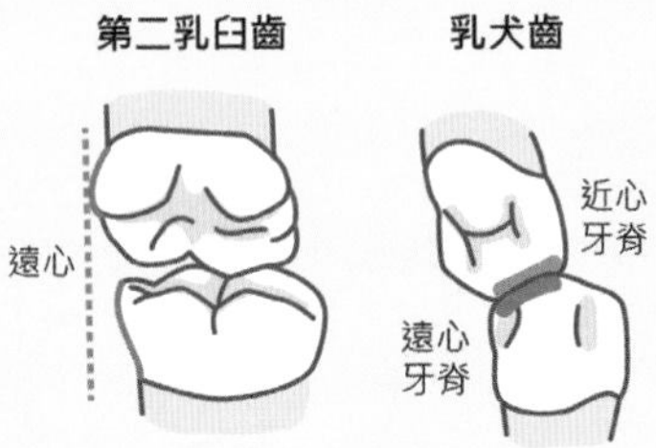

上下乳犬齒的相對關係：
下顎乳犬齒咬頭的遠心牙脊要與上顎乳犬齒咬頭的近心牙脊相接觸。

上下第二乳臼齒的相對關係：
下顎第二乳臼齒牙冠的遠心面要與上顎第二乳臼齒牙冠的遠心面相對齊或是稍微往前。

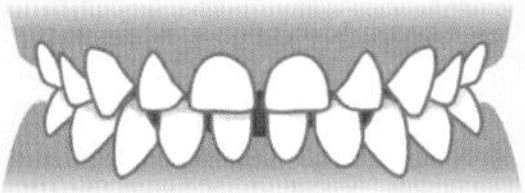

門牙有較多的牙縫，沒有牙齒擁擠或乳牙過早被拔除或脫落的現象。

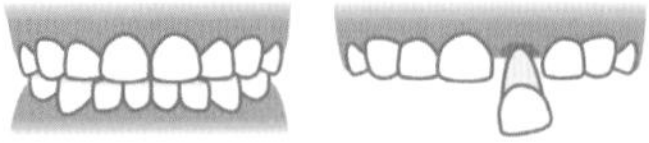

異常：牙齒擁擠或乳牙過早被拔除或脫落

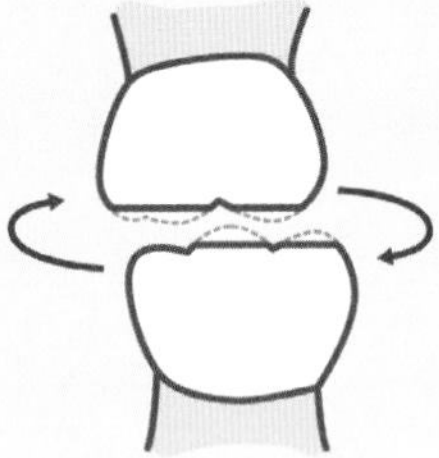

牙齒咬合有適當的咬耗

圖 6-5

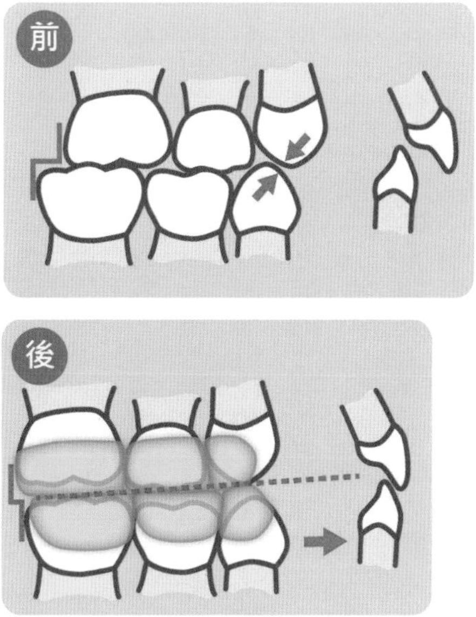

圖 6-6　咬合墊高改善深咬（暴牙/小下巴）

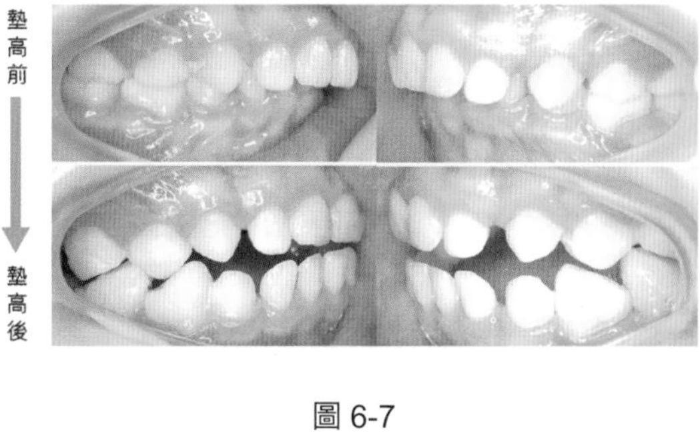

圖 6-7

改善開咬

開咬是指後牙咬合時，前面的門牙上下分開，咬不到食物。除了美觀不大理想，主要問題就是無法用門牙切斷食物。這樣的狀況常發生在吃奶嘴、咬手指、咬嘴唇，以及習慣以嘴巴呼吸的患者身上。

治療時，除了要改變這些不良習慣，也要重新訓練口腔周圍肌肉，讓嘴唇肌肉練習出力，還有臉頰肌肉不要習慣噘嘴用力。接著透過適當的吞嚥訓練器，給予舌頭適當的刺激，就可以慢慢改善這類的咬合不正。當然，這畢竟和骨骼發育有關係，因此愈早治療，效果愈好。

以往開咬的治療方式主要有兩種。一種是使用舌柵，避免舌頭往前侵犯上下門牙空間。擋住舌頭，門牙不再受到舌頭推力後，能慢慢回到正常位置；但是有個前提，就是必須隨時緊閉嘴巴，不能用口呼吸，才有機會讓嘴唇慢慢推動門牙，回到理想的位置。只是舌柵基本上會限制舌頭活動的空間，長期配戴反而可能讓舌頭出現往咽喉墜落的缺點，所以會建議改用生理調控舌頭功能的方式慢慢更改。

另一種做法就是拔牙。拔除小臼齒之後，可以讓開咬的暴牙慢慢往內轉下來，不再開咬；實際上也限制了舌頭活動的空間，與擋舌柵一樣。治療結束，開咬咬合復發機率會高

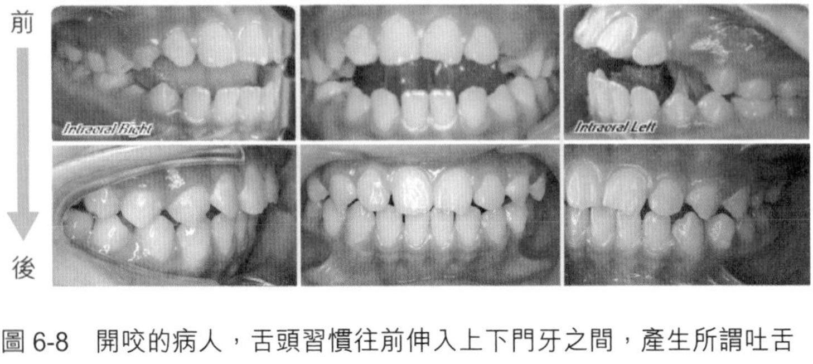

圖 6-8　開咬的病人，舌頭習慣往前伸入上下門牙之間，產生所謂吐舌癖的不良習慣

一點，因為舌頭的生理功能還是錯誤。

幼童發育最急速的時期為二至五歲，這段時期臉部及下顎的發育達到七十％。但許多幼童這時期常有不良習慣，如軟質飲食、吸手指、吸水瓶、以口呼吸等，導致臉型及牙齒不美觀。咀嚼、吸吮是幼童的天性，乳牙齒列階段的小病人，可以採用改善開咬專用的訓練裝置來改善。Infant Trainer 正是為了引導幼童用正確方式咀嚼的工具，且能使幼童改正呼吸及吞嚥方式，進而預防孩童長大後需要配戴矯正器或拔牙的可能性。恆牙齒列的患者，治療難度就高很多了，必須透過促進上顎骨發育的方式來改善開咬。

T4A（成型功能性矯正裝置）的設計特點

為了重新訓練口腔肌肉組織而設計，能夠矯正牙齒和下顎的位置。如果不為功能性障礙提供適當的治療，例如以口呼吸、不正確的吞嚥、舌頭推擠等這些問題將不利於臉型矯正，同時會對齒顎的矯正造成影響。

牙齒引導系統：

❶ 牙齒溝渠

❷ 牙齒排列片：對於不整齊的前牙施以輕微的壓力

功能性障礙治療：

❸ 舌箍：矯正舌尖的位置

❹ 阻舌牆：防止舌頭推擠牙齒，並強迫患者改用鼻子呼吸

❺ 唇部緩衝器：抑制過動的下唇肌

下顎發育：

❻ 翼形側端：可矯正下顎的位置，進而幫助下顎發育

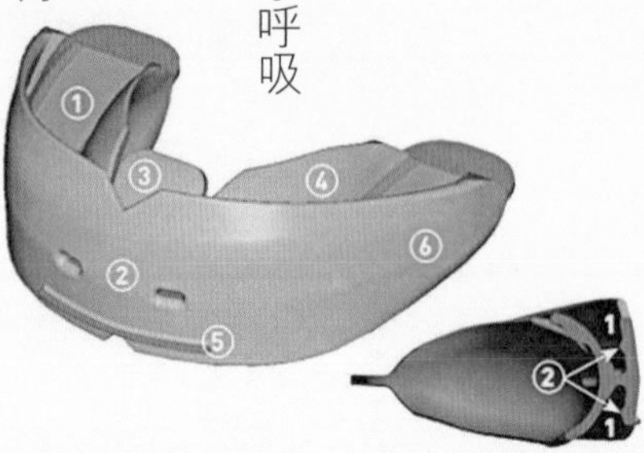

圖 6-9　（圖片由 Myofunctional Research Co. 授權，代理商好力齒有限公司提供）

Dentalclinic

Infant Trainer 的設計特點

① 空氣彈簧：對於正在發育的臉部及下顎肌肉提供溫和而積極的刺激。

② 舌箍：矯正舌尖的位置及吞嚥的方式。

③ 阻舌牆：阻止幼童吸手指的動作，進而防止舌頭推擠牙齒，並強迫患者改用鼻子呼吸。

④ 繫帶：避免幼童吐出裝置時，裝置掉落或遺失。

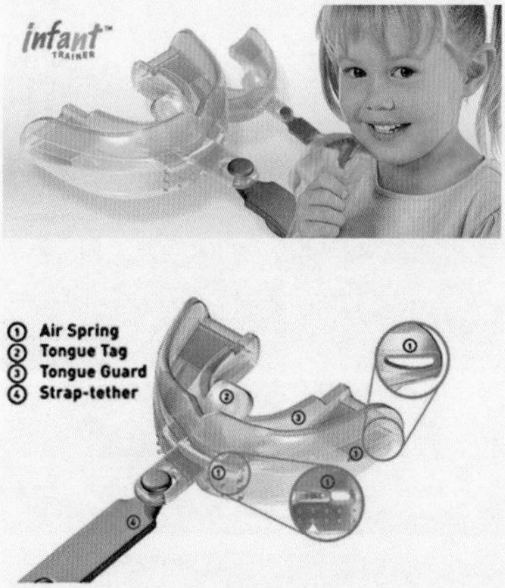

圖 6-10　（圖片由 Myofunctional Research Co. 授權，代理商好力齒有限公司提供）

七～九歲：混合齒列初期矯正

這個時期的矯正原則上與乳牙齒列矯正類似，也是以配戴成型功能性矯正裝置，搭配後方乳臼齒咬合墊高為主要治療方式。比較特別的是，上下顎骨是否過度狹窄，以及中臉部的發育是否理想，可能需要額外的顎弓擴張與口外裝置，協助上顎骨前移。治療的關鍵還是一樣，大量的咀嚼與各種口腔周圍肌肉功能訓練絕對是關鍵，隨時閉嘴巴用鼻子呼吸，才是治療成功的關鍵。

小下巴與深咬混合齒列矯正

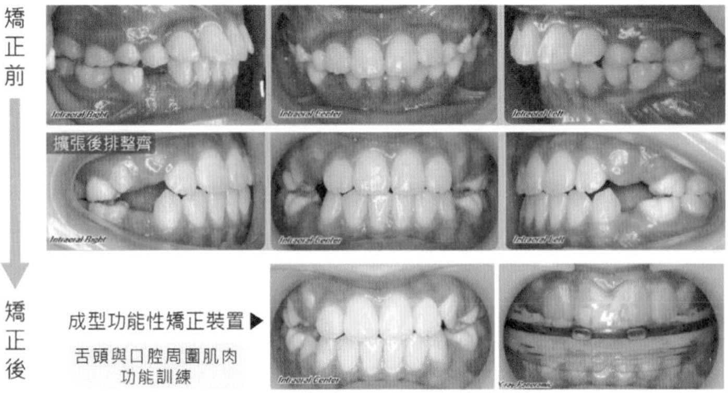

圖 6-11　小下巴與深咬混合齒列矯正

上下顎弓擴張後，將後牙的乳臼齒用補牙的複合樹脂墊高咬合，搭配成型功能性矯正裝置（以MRC公司的裝置為例），同時做舌頭與口腔周圍肌肉功能訓練。如果牙齒可以排列整齊，就等於矯正完成，但是需要持續保持正確的口腔周圍肌肉功能。

戽斗混合齒列矯正

搭配上下顎弓擴張裝置與協助上顎骨往前的口外裝置（反向面弓），協助改善戽斗咬合。在這個階段，往往可以在一、兩個月內就改善骨骼性戽斗咬合，後續搭配成型功能性矯正裝置，同時做大量的舌頭與口腔周圍肌肉功能訓練，特別是舌頭往上頂口香糖的練習。

戽斗患者需要長期追蹤，特別需要長久確認舌頭與口腔周圍肌肉功能是否維持正常，甚至體態也需要隨時注意，才能獲得穩定的治療成果。

固定式裝置比較容易搭配口外裝置。混合齒列常常搭配口外裝置來促進上顎骨的發育，譬如反向面弓。

這是一種透過反作用力的方式，協助上顎骨往前移動的口外裝置。通常需要每天配戴十二小時以上，藉由額頭與下巴的支撐，產生上顎骨前移的力量，移動的方向以水平向前或是往前下方移動都可能，視臨床需求而定。

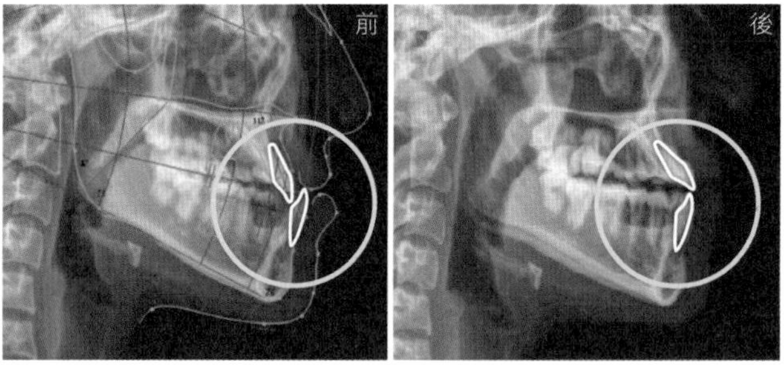

圖 6-12

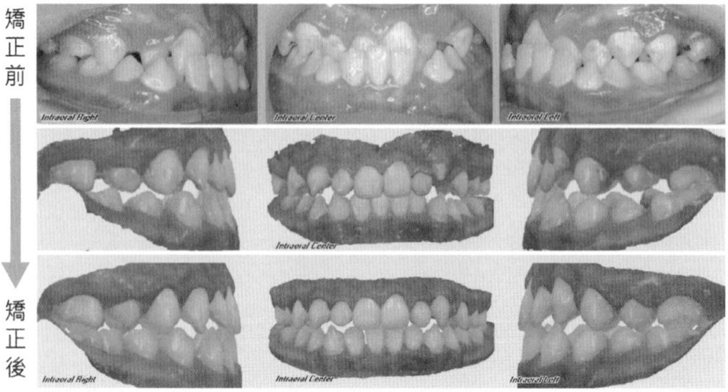

圖 6-13　戽斗混合齒列矯正

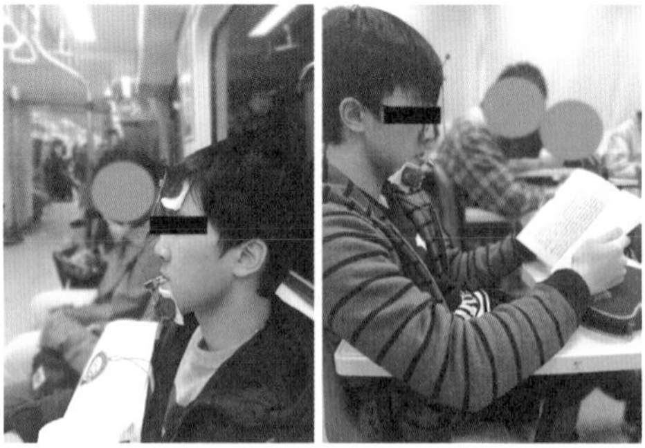

圖 6-14　日常配戴反向面弓

現代食物過於精緻，乳牙齒列時沒有事先治療及增進嚼食能力，門牙更換後，往往就會出現牙齒擁擠的現象。有些家長急，就會希望牙醫師把乳犬齒拔除。不拔還好，提早拔除乳牙，可能會讓後續要生長的犬齒更難生長；或是只拔一側乳犬齒，結果導致牙齒排列變得歪斜，這些都不是理想的做法。

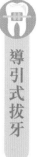

有種所謂的「序列性拔牙」，是確定犬齒沒有足夠的萌發空間後，便提早將乳犬齒、第一乳臼齒與恆牙第一小臼齒拔除，讓恆牙犬齒有足夠空間可以萌發。看起來是非常理想的治療，實際上卻可能是將錯就錯。因為左右犬齒間的距離會因為恆牙齒列的門齒在萌出過程獲得擴張。提早拔除乳牙，可能因此減少讓顎骨發育的機會。因此還是要完整評估患者的口顎系統是否功能健全，有足夠的咽喉氣道、理想的咀嚼能力、足夠的舌頭活動空間，以及理想的口腔周圍肌肉功能。

為避免乳犬齒阻生，長不出來或是長得過度歪斜，這時候會考慮「導引式拔牙」，拔除第一乳臼齒，讓恆牙第一小臼齒提早往下長。恆牙犬齒可以回到正確往下長的位置，藉由犬齒的生長獲得更多的骨頭擴張；加上可以趁孩子年紀還小，做顎弓擴張的治療，避免後續牙齒擁擠的結果。

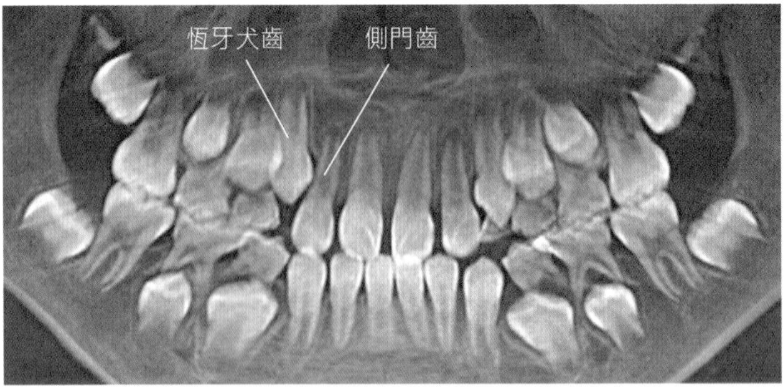

圖 6-15　正常案例中，九歲上顎恆牙犬齒位置垂直往下，會稍微擠壓側門牙的牙根。十一至十二歲時逐漸萌出

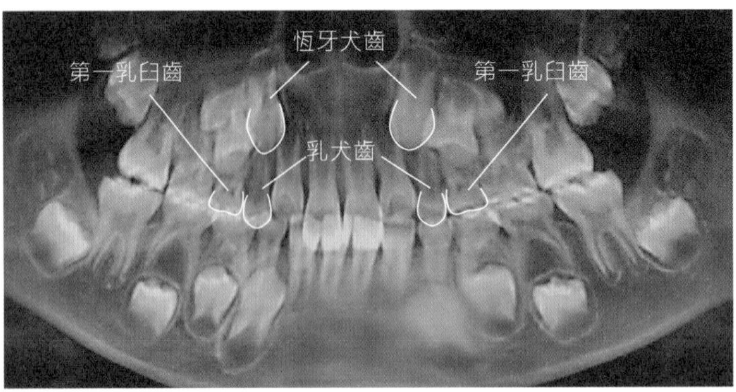

圖 6-16　異常案例中，九歲上顎恆牙犬齒歪斜

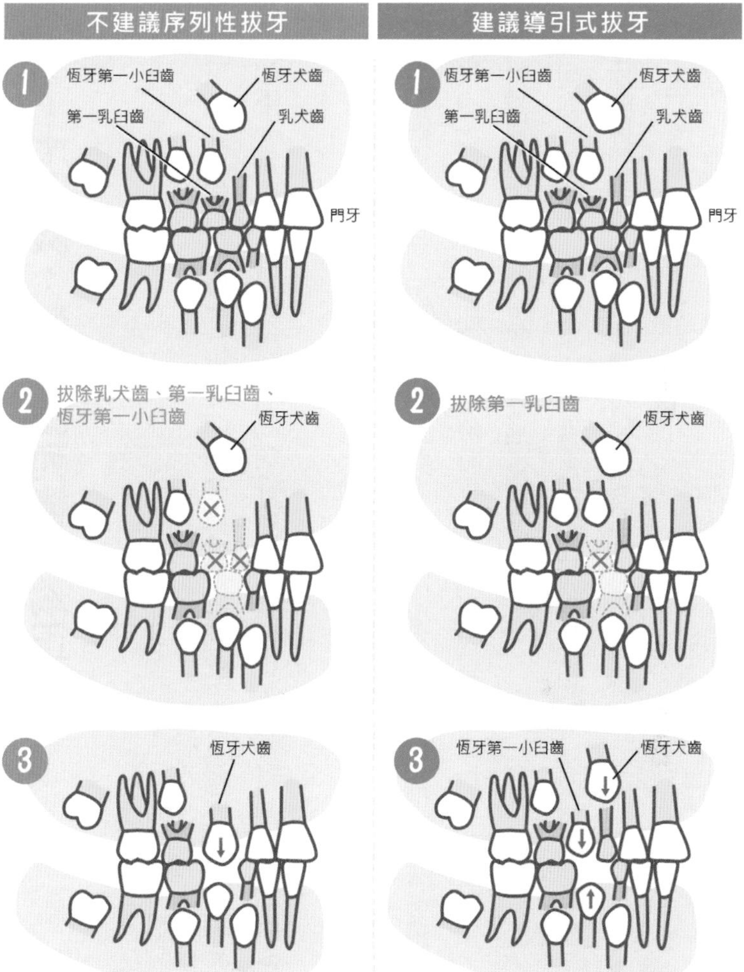
不建議序列性拔牙
建議導引式拔牙
1
恆牙第一小臼齒
恆牙犬齒
第一乳臼齒
乳犬齒
門牙
1
恆牙第一小臼齒
恆牙犬齒
第一乳臼齒
乳犬齒
門牙
2
拔除乳犬齒、第一乳臼齒、
恆牙第一小臼齒
恆牙犬齒
2
拔除第一乳臼齒
恆牙犬齒
3
恆牙犬齒
3
恆牙第一小臼齒
恆牙犬齒

圖 6-17

三 十～十二歲：混合齒列後期矯正

如果下顎乳臼齒已經更換為恆牙臼齒，這時牙醫師就不容易透過顎弓擴張裝置協助下顎骨擴張。如果一定要，就要採用特別的顎骨律動調整裝置，也就是前面提到的 ALF 功能性矯正裝置。

除了下顎骨擴張的能力受限，這個階段的治療須隨時注意後方的乳臼齒是否已經要脫落，如果即將脫落，放到口內擴張牙弓的裝置會變成慢性拔牙鉗，推倒即將要脫落的乳臼齒，這樣不僅失去治療效果，反而還把治療時程拉長。有時候寧可多等半年至一年，直到恆牙第一小臼齒萌發到位後，再開始顎骨調整與牙齒矯正。

混合齒列後期的齒顎矯正，慢慢就不採用乳臼齒墊高的方式改變咬合高度，通常會搭配第二階段牙齒排列的治療，讓牙齒可以在短時間內排列整齊。

移動大臼齒，牙齒變整齊？

有的人可能會有這樣的疑問：只要把大臼齒往後移，有了額外牙齒排列空間，所有齒列不整的問題都可以不拔牙解決？

牙醫師在評估牙齒排列空間時會考慮兩個主要因素。一個是牙齒排列空間是否足夠；另一個是牙齒排列整齊後，門牙的角度是否理想。達成這兩個主要目的，一般牙醫師才決定需要拔幾顆牙齒，而不拔牙的方式，除了靠大臼齒往後移動，還可以藉由顎弓與牙弓左右擴張，或是反向面弓與顎間橡皮筋將顎骨前移。無論選擇什麼方式，都需要醫師完整考量病人的實際情況。另外，將大臼齒後移，也要小心是否侵犯到咽喉氣道的空間，不可不慎。

早療讓全家一起變得健康

以上介紹，希望能讓讀者對早期治療的重要性與優點有所認識。既然愈早愈好，應該如何定義「早」？目前我治療過最小的病人大約四歲，但這不代表所有四歲的孩子都能馬上接受治療，畢竟每個孩子的發展多少各有差異。雖然早期治療裝置可能比較簡單，但仍然需要孩子配合或練習，至少等孩子發展到可以聽懂醫師的指令，有意願及能力執行醫師交代的注意事項和相關練習。其他的，幾乎只要照著書上的相關肌肉訓練，如此一來，將來孩子需要複雜性矯治的機率就會大大降低，而且身體也會健康很多。至於家長，其實絕大多數也多少有牙齒的問題，所以最好的辦法就是把訓練當運動，全家一起動起來！

附　錄

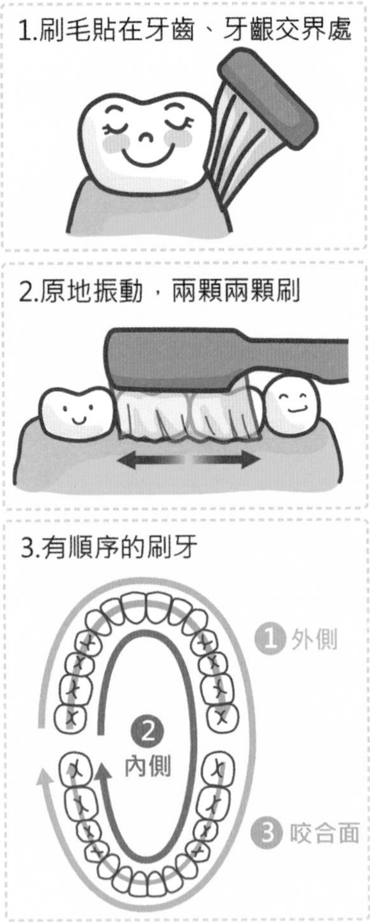
1.刷毛貼在牙齒、牙齦交界處
2.原地振動，兩顆兩顆刷
3.有順序的刷牙
1 外側
2 內側
3 咬合面

圖 7-1

二 頭顱骨律動與臉型

頭顱骨律動

本書所探討之頭顱骨律動是基於頭薦骨治療（Cranio-Sacral Therapy, CST）的理論基礎。傳統頭薦骨治療是採用約翰・優普哲等人的徒手治療法來調控頭顱骨各個骨塊的律動，而達拉斯・漢考克博士（Dr. Dallas Hancock）則融合傳統骨病學（osteopathy）與頭薦骨治療手法，搭配應用肌動力學的肌力檢測，另外開創透過舒緩頭顱骨縫與徒手調整蝶骨枕骨關節的一套方法，改變頭顱律動甚至全身肌肉張力，稱之為顱體學（Cranio-Somatic Therapy）。

二十多年前，詹姆斯博士與史多肯醫師參酌顱體學的理論與治療手法，結合傳統ALF功能性矯正裝置，開創出有別於傳統僅調整牙齒的牙齒矯正（orthodontic）及改善上下顎骨的齒顎矯正（orthopedic）的新觀念。為了讓讀者容易了解各種治療手法，本書僅針對頭顱骨律動做說明，不再特別解釋上述各種治療學派。各位可以參考書中延伸閱讀資訊，自行尋找相關專業資料。

如果上下顎骨在頭薦骨律動時，橫向擴張（flexion）與前後擴張（extension）的律動規律一樣，就容易出現標準的臉型，也比較容易獲得理想的上下顎骨與牙齒咬合關係，還有較為整齊的牙齒排列。

如果上下顎骨在頭薦骨律動時，橫向擴張比前後擴張的律動還要明顯，這樣的人就容易出現上下顎骨往下、往後移動且往外擴張的寬臉型。

如果上下顎骨在頭薦骨律動時，前後擴張比橫向擴張的律動明顯，這樣的人就容易出現上下顎骨往上、往前移動且往內壓縮的窄臉型。

每一塊頭顱骨頭的律動並不完全一致。以上下顎骨為例，在腦脊髓液分泌的擴張期，上顎骨可能出現橫向擴張律動多一點；腦脊髓液代謝的收縮期，出現前後擴張律動少一點。下顎骨可能在腦脊髓液分泌的擴張期出現橫向擴張律動少一點，在腦脊髓液代謝的收縮期出現前後擴張律動多一點，上下顎骨的律動出現不一致的狀況。如果加上各種不一致律動，這時候出現的臉型變化就更多。

如果上顎骨可能在腦脊髓液分泌的擴張期出現橫向擴張律動多一

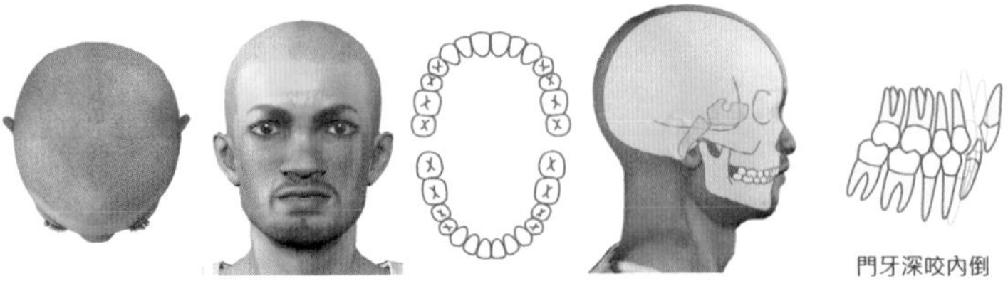

圖 7-2　眼距寬、鼻孔寬、臉寬、耳朵外翻、下巴寬，容易出現上下門牙往內倒，上下門牙深覆咬合、牙弓寬

點，在腦脊髓液代謝的收縮期出現前後擴張律動少一點；下顎骨可能在腦脊髓液分泌的擴張期出現橫向擴張律動少一點，在腦脊髓液代謝的收縮期出現前後擴張律動多一點，這樣的人就比較容易出現上顎骨往下、往後移動且往外擴張的寬臉型，但是下顎骨往上、往前移動且往內壓縮的窄臉型。

如果在腦脊髓液分泌的擴張期，上顎骨出現橫向擴張律動少一點，在腦脊髓液代謝的收縮期出現前後擴張律動多一點；下顎骨在腦脊髓液分泌的擴張期出現橫向擴張律動多一點，在腦脊髓液代謝的收縮期出現前後擴張律動少一點，這樣的人就比較容易出現上顎骨往上、往前移動且往內壓縮的窄臉型，但是下顎骨往下、往後移動且往外擴張的寬臉型。

傳統將齒列不整與咬合不正的問題，全部歸咎於遺傳。如果從頭薦骨律動的角度來看，雖然遺傳有一定的影響力，但是影響頭薦骨律動的因素，也就是前一個章節提到的影響基因表現的表觀遺傳因子，就顯得更為重要。因為頭顱骨的每一塊骨頭隨時都在律動，不是鈣化後就不動如山，因此任何會影響到頭顱，甚至全身骨頭律動的因素，都會導向牙齒周圍顎骨的律動及特定形狀，甚至也會影響事實上隨時在律動的每一

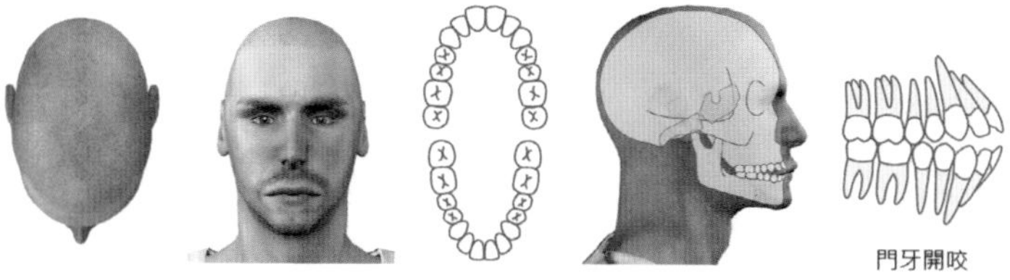

圖 7-3　眼距近、鼻孔窄、臉窄、耳朵緊貼著頭、下巴窄，容易出現上下門牙往前暴，上下門牙開咬、牙弓窄

顆牙齒。

只要了解這些頭顱骨頭與牙齒的特定律動，我們就可以找出對應的方式來調整顎骨與牙齒的位置，甚至改變顎骨的大小，以幫助牙齒排列。

頭顱的右扭轉型態

在頭顱骨頭的歪斜中，最特別的是就是右扭轉的型態（right torsion），這是蝶骨與枕骨出現了以前後軸為中心的旋轉而產生的頭顱形變。各位可以忽略掉蝶骨與枕骨如何旋轉，只要記得兩件事情：第一件事是，頭顱健康且沒有受過外傷的情況下，一般人會有右眼較高與下巴偏右的臉型，就和DNA大部分是右旋一樣。根據研究，超過

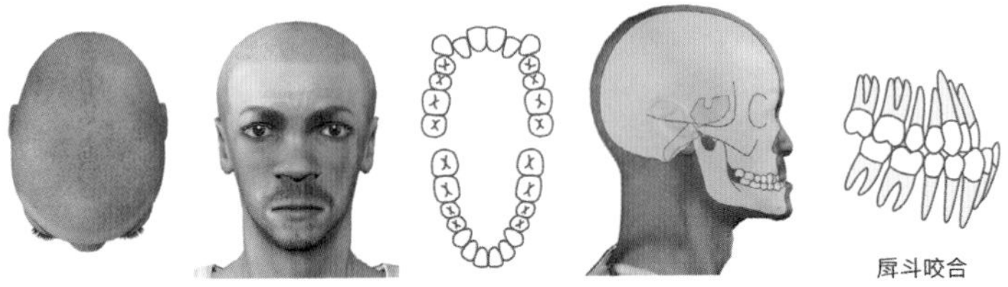

圖 7-4　眼距寬、鼻孔寬、臉寬、耳朵緊貼著頭、下巴窄，容易出現上門牙往內倒、下門牙往前暴的戽斗咬合，上牙弓寬但下牙弓窄

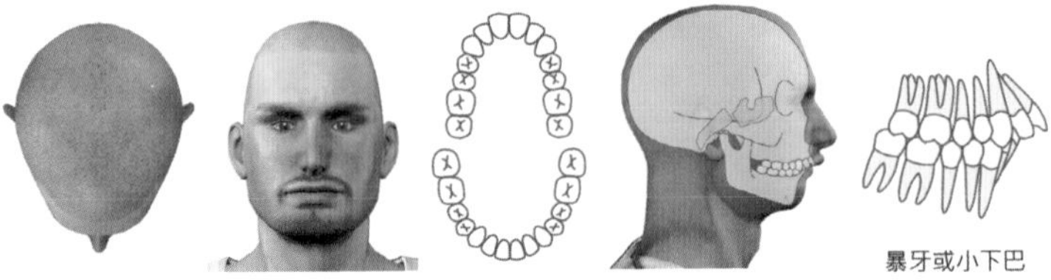

圖 7-5　眼距近、鼻孔窄、臉窄、耳朵外翻、下巴寬，上門牙往前暴，下巴往後縮。前暴的暴牙或小下巴咬合，上牙弓窄但下牙弓寬卻後縮

八成的人有右扭轉的臉型與體態。

在此基礎上，還有其他成為戽斗、小下巴或其他臉型的頭顱形變。有趣的是，不管是牙齒矯正、顎骨型態改變，甚至是身體體態歪斜的各種治療，似乎都要先改變右扭轉的頭顱形變，然後才比較有機會改變其他寄發性的頭顱形變衍生的異常。原理很簡單，治療也不難，簡單說，就是先徒手撥鬆頭顱主要的骨縫，特別是要撥鬆正在做齒顎矯正的上顎骨與下顎骨，再用較大的力量撥鬆枕骨與周圍頭顱骨相交的骨縫。之後由治療師用雙手協助改正蝶骨與枕骨的扭轉形變。只要幾次治療，很容易就可以改變這種右扭轉的頭顱形變，後續再採用適當的牙科裝置做治療，也會快速且輕鬆得多。

第二件事是既然蝶骨與枕骨的扭轉可以影響臉型與齒列，做齒顎矯正治療時，就不可能只專注在牙齒上，也需要由牙醫師或物理治療師的協助，適當調整頭顱形變與體態歪斜。團隊合作的治療趨勢，才有機會讓病人可以更加有效率且完整地完成齒顎矯正治療。

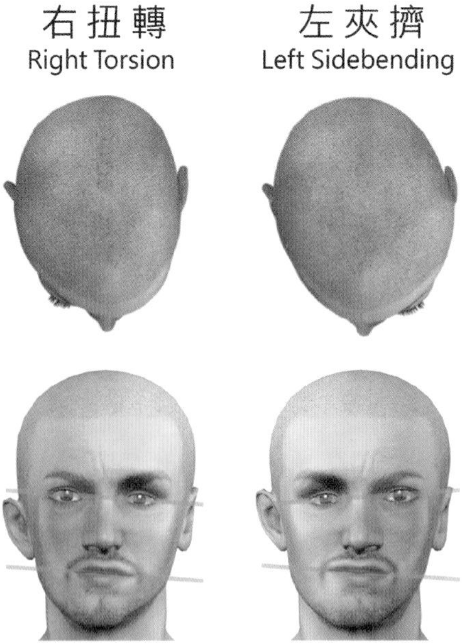

圖 7-6　每個人的蝶骨與枕骨關節，天生有右扭轉（Right Torsion）的型態，會導致天生右眼較高、下巴偏右的臉型

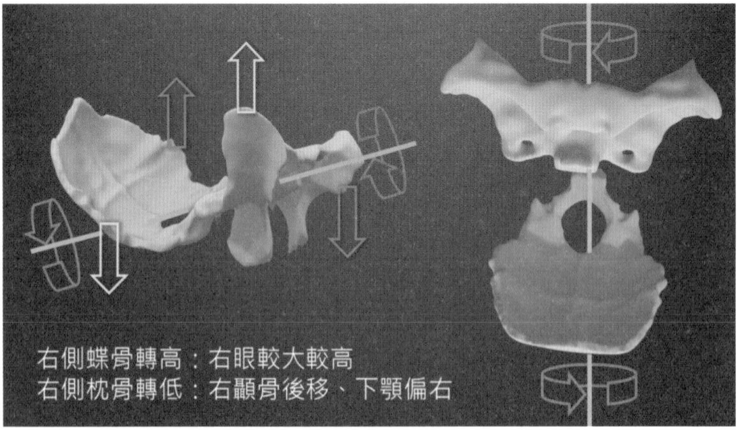

圖 7-7

頭薦骨律動之臉型特色

上顎骨	橫向擴張多	前後擴張多	橫向擴張多	前後擴張多
下顎骨	橫向擴張多	前後擴張多	前後擴張多	橫向擴張多

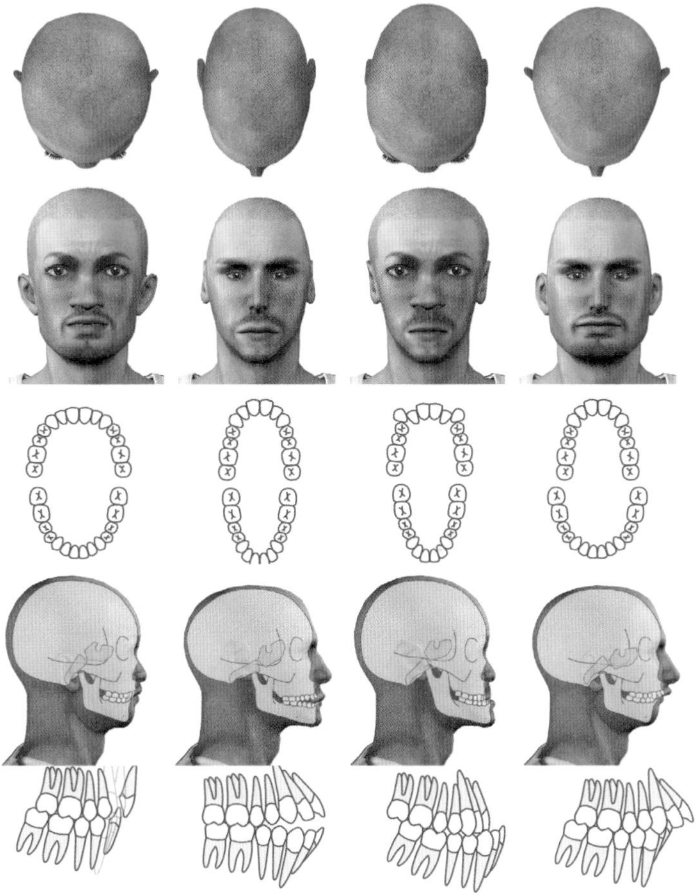

門牙深咬內倒　　門牙開咬　　戽斗咬合　　暴牙或小下巴

圖 7-8

三 齒顎矯正治療注意事項

以下內容是有關齒顎矯正的一些事實。如同任何醫療或牙科治療都有其局限性，以下提供注意事項，以利展開矯正治療。

一、病人合作

一般來說，了解治療流程與治療合作的病人可以取得良好的效果。病人的配合度是確定治療是否及時完成的最重要因素之一，成功治療的關鍵是病人、家人、醫師和診所醫療團隊共同努力的結果。

為了獲得最成功的結果，病人必須做到以下事項：

1. 定期安排約診並如期赴約。
2. 良好的口腔衛生，包括刷牙、牙線等。
3. 按照指示配戴矯正裝置。

4. 必要時須依照醫師囑咐配戴顎間橡皮筋。
5. 吃適當的食物，以免傷害矯正裝置。
6. 拆卸裝置後，如期配戴空間維持器。

不遵守說明指示，不僅會造成治療時間延長，也會對治療結果的品質產生不利的影響。在極端情況下，例如未事先告知（三天前）而失約超過三次以上，未確實配戴裝置並經醫師告誡三次以上、未配合做體態平衡練習經醫師勸告三次以上，就有可能需要停止齒顎矯正治療。

二、蛀牙、牙齦紅腫與牙齒表面出現白色斑點等口腔衛生不理想狀況

齒顎矯正器不會引起蛀牙與牙齦腫脹，但是一旦出現蛀牙或牙齦腫脹，就會增加食物顆粒和牙菌斑堆積的機會，進而增加牙科疾病的可能性；蛀牙、牙齦腫脹與牙齒出現白點（脫鈣）可能是由於刷牙和牙線使用等清潔工作做得不理想，進而導致口腔衛生不良。如果每天確實遵循良好的口腔衛生程序，其實不會出現蛀牙與牙齦腫脹現象。在固定式矯正器周圍出現永久性牙齒表面白色線條（脫鈣），表示是蛀牙的早期階段，這時應該大量減少攝取含糖食物和正餐之間的零食小吃。

如果矯正裝置鬆脫，病人必須盡快告知診所，否則不僅有食物堆積引起蛀牙的可能，也可能不小

心將鬆脫的裝置吞入胃腸，甚至有吸入肺部的風險。嚴重的話可能需要手術移除，最嚴重的情況是將裝置吸入肺部，造成呼吸停止且死亡。

除了到矯正醫師的診所做定期齒顎矯正裝置調整，病人每年要請牙醫做口腔檢查及治療至少二次，以確保口腔衛生與其他牙科疾病獲得適當的控制。

三、牙齒失去活性

牙齒失去活性（牙齒內的神經壞死）可能在齒顎矯正治療過程中發生，原因通常是牙齒本身曾經受過損傷，甚至可能是牙齒有較大的蛀牙或較大的填補物所造成。一旦牙齒變色，通常表示牙齒神經壞死，建議由專業的牙醫師進行根管治療才能保持牙齒健康。

四、牙根吸收

某些牙齒根尖逐漸縮短，可能發生在齒顎矯正治療的病人身上。對於固定式矯正治療（固定式矯正器）來說，這是一個很少出現的副作用。牙根尖吸收可能由於牙齒受到創傷、矯正時過大的力量、矯正治療時程過長，或是特定內分泌失衡所引起。部分病人容易出現牙根尖吸收現象，過程中不會發生疼痛症狀。沒有學術報告指出真正可能的原因，因此也不能預測是否一定會發生。治療過程中，如果有任何牙齒疼痛，都建議盡快回診，視情況拍攝牙齒 X 光觀察。

輕度的牙根尖吸收對牙齒來說不會造成任何影響。如果病人出現牙周疾病，例如牙齦紅腫，甚至牙周骨頭流失，都與牙根間吸收變短沒有關係，純粹是口腔衛生不理想。但是如果是嚴重的牙根尖吸收，通常是明顯的外傷所造成，同時可能導致牙齒脫落。

五、未如預期的生長發育

對於發育期的病患，特別是年齡較低的病人，治療計畫將根據面部生長的預期量和方向來規劃，但是有時會出現面部生長不如預期的狀況，這時醫師會依據臨床上的實際需要，做出與治療計畫不同的處置，包括額外或是改為不同的治療裝置，經病人或家長同意後執行，以因應實際狀況的改變，並加快達到治療目標。

出現不符合預期的生長發育是常見的生理現象。有時會超出牙醫師的掌控，生長型態可能因為咬手指頭、趴睡、習慣用手撐著下巴、咀嚼吞嚥與發音習慣異常、站姿或坐姿異常，甚至身體外傷而產生不良影響，特別是持續不改正的用口呼吸習慣（異常呼吸模式），更是導致面部出現垂直向過度生長的關鍵。本書推廣的治療理念是早期治療和往非手術治療的方向努力，只有在極端情況下，才建議採用正顎手術輔助治療。

六、顳顎關節問題（TMJ）

部分病人接受齒顎矯正治療之過程中，可能會面臨顳顎關節的不同症狀。顳顎關節症狀是由肌肉、關節、情緒、外傷等多種因素造成，可能因此出現顳顎關節疼痛、張閉口有顳顎關節的喀喀聲或爆裂聲、不能張口的狀況，伴隨有頭痛、頸部痠痛、耳痛、眩暈、昏厥、眼睛周圍疼痛等其他頭頸部症狀。

許多人的顳顎關節本身就有顳顎關節症狀，甚至有部分病人是因為顳顎關節症狀而進行齒顎矯正治療，但是也有部分病人在接受齒顎矯正治療時出現相關症狀，這時請告知治療醫師做緩和治療，包括藥物、肌肉舒緩、咬合平衡、口腔外科醫師輔助診斷治療等方式，甚至暫時移除矯正裝置。大部分病人的症狀在齒顎矯正治療結束後也會隨之消失。

顳顎關節的症狀往往不只是牙齒咬合所造成。頭頸部過度緊繃與顳顎關節的使用頻率及嚴重程度有高度相關性，這些問題在女性當中更為常見，並隨年齡增長而變得愈來愈嚴重。在許多情況下，肌肉筋膜痙攣是顳顎關節疼痛的常見原因（關節本身不會有疼痛感覺），部分研究指出顳顎關節症狀也會隨著病人的情緒狀態波動而改變。

七、牙齒琺瑯質修磨

建議在接受齒顎矯正治療前、治療過程中與治療結束後，修磨牙齒外型，改變牙齒形狀，提供適當的牙齒排列空間。為了讓齒顎矯正治療成果獲得更佳的外觀及穩定性，因而有所需要。醫師會盡量減少牙齒琺瑯質的磨耗量，一方面維持牙齒的完整性，也減少牙本質外露。牙齒的琺瑯質修磨不會導致蛀牙機率增加。

八、牙齒大小不對稱

齒顎矯正治療後，如果因為牙齒本身較小或發育異常，導致治療後牙齒之間出現小縫隙，會建議採用複合樹脂（牙齒顏色填補材料）或鑲瓷貼片等方式，補滿牙縫空間，以達到美學的美觀要求與治療後牙齒排列的穩定度。

九、治療時間

治療時間會因為病人顎骨發育異常與齒列不整的嚴重程度而不同。除此之外，病人的配合度、是否確實配戴矯正裝置、是否配合口腔周圍肌肉功能及體態平衡訓練，加上全口顎骨的生長發育速度、牙齒的移動與顎骨的改變是否如預期、口腔衛生是否不理想、治療裝置遺失或損壞等因素，都可能使治療時程拉長，甚至是影響治療品質的重要因素。

齒顎矯正治療或是促進顎骨發育的第一階段矯正，一般需要約十八至二十四個月的治療時程。在調整顎骨階段，常常出現較大的差異性；第二階段的牙齒矯正與咬合對齊，一般約在六至十八個月內可以完成。

十、中途中止治療

診所中止：由於病人配合度不佳，可能包括超過三次約診未到（包括約診當天臨時改約）、超過三個月不明原因不回診、未依照診所規定配戴裝置經三次勸導未改善、未依照診所規定做口腔周圍功能訓練經三次勸導未改善、口腔衛生不良經三次勸導未改善，本診所將中止後續治療。在停止治療之前，診所與醫師會讓病人或家長徹底了解原因，並達成中止治療的共識。

病人中止：病人可能因為搬家、留學、移民、不同意治療項目、不滿意治療流程等原因，或是任何個人因素而要求中止治療，停止治療需要提出書面說明，二十歲以下病人須經家長同意，並繳清應繳費用後，經醫師同意停止治療。

中止治療時，須做最後照片與 X 光片診斷資料，以確認治療成果，供雙方後續存查。

十一、治療後牙齒位置回復凌亂

依據研究，齒顎矯正治療後牙齒回復凌亂的現象，可以在七成左右的病人身上觀察到。任何年齡層都可能發生，特別是十幾歲至二十歲出頭的青少年更容易；尤其治療前有下門牙擁擠的病人更容易發生此現象，即使是治療後認真配戴空間維持器的病人也是。建議在治療過程中，多注意舌頭肌力訓練，以及多注意下巴頦肌舒緩訓練（微笑練習），可以盡量避免。

若原本下門牙整齊，卻在之後變得擁擠，這在不管是一般人或接受過齒顎矯正的病人身上都可能出現，可能原因很多，包含智齒萌出、顎骨生長的問題、口腔周圍肌肉功能出現異常，甚至骨質疏鬆導致顎骨變狹窄。其中以口腔周圍肌肉功能是否穩定、平衡，所造成的影響層面最大。接受齒顎矯正治療過程中，請盡量做好舌頭與口腔周圍肌肉功能的訓練。

口腔周圍肌肉功能的不穩定，也可能是兒童時期鼻腔後方腺狀體腫大、扁桃腺腫大，或是容易有鼻子過敏，這些病人特別需要透過口腔呼吸的方式取代鼻子的功能；部分有舌頭推力過大或過小，導致吞嚥動作異常者，會有更多牙齒凌亂的復發機會。喜歡咬指甲、吸吮拇指、不當舌頭推力、習慣彎腰駝背的病人，都可能導致牙齒再度變得擁擠。

為了盡可能減少牙齒凌亂復發，最重要的是改善口腔周圍肌肉功能，消除不良體態，以及遵照指示配戴空間維持裝置，沒有妥善進行口腔周圍肌肉功能訓練的病人，也不配合配戴空間維持器，一定會導致牙齒凌亂，這部分非在牙醫師的責任範圍內。齒顎矯正治療結束後，務請依照醫師指示配戴空間維持器，未依照醫師指示做好口腔周圍肌肉訓練的病人，建議的配戴時間愈長愈好。

十二、期望的治療目標、可能獲得的最佳治療成果

治療目標是盡可能讓病患滿意，而治療成果建立在醫師技術、病人本身生理條件，以及治療期間是否盡力配合的基礎上。齒顎矯正治療無法提供病人機械化的完美治療要求，因為必須同時處理病人生長及發育的狀況。遺傳、表觀遺傳、環境壓力、情緒及病人的配合度，都是影響治療成果的關鍵。獲得最佳治療成果的方式無法以數據化的方式向病人確認，也就是無法保證完成結果，這點需要病人與家長確認並同意。

十三、建議處理計畫

1. 積極的治療方案

第一階段：顎骨調整（功能性矯正）與牙齒矯正。搭配功能性矯正裝置（例如ALF）協助調整顎骨發育，同時進行咀嚼、吞嚥、發音等口腔周圍肌肉功能訓練，以及體態平衡練習。部分病人需要做舌繫帶或是唇繫帶切除手術。

第二階段：牙齒矯正與咬合調整。

2. 空間維持期

醫師與診所諮詢人員已詳細解釋書面的治療計畫，包含所有治療流程、治療項目、治療裝置及訓練項目後，診所不限制病人一定要採用此治療方案，可由病人多方諮詢其他醫師的治療意見，斟酌考量再接受。

十四、醫師能力

病人應該了解醫師是一位牙科醫師，長久在牙科齒顎矯正專業領域上學習、進修、進行相關學術研究，目前以齒顎矯正治療為主要工作項目。同時針對牙科齒顎矯正、牙齒咬合與身體結構相關性、顳顎關節治療、口腔周圍肌肉功能與腦功能知識進修與學習，以期讓病人獲得最佳治療效果，也會盡力提供最新的治療方法協助病人。

十五、病人照片與 X 光片

治療過程所留存的照片與 X 光片及相關檔案，是法律規定診斷與治療過程中必須記錄及保存的必要部分。

四

延伸閱讀資訊

- 韓國腦科醫師李勇俊博士網站：http://www.fcstnet.com/
- 在臺灣，功能神經學是由美國醫學博士李政家醫師提供課程資料，也可參考網站：https://carrickinstitute.com
- 舒緩顱骨療法網站：https://www.thecsiinstitute.com/
- 應用肌動力學網站：http://www.icakusa.com/。
- DNA appliance https://www.dnaappliance.com/
- 吞嚥3D動畫Guide To Dysphagia - 3D Animations of Swallowing：https://www.youtube.com/watch?v=loXCfn7m41k和Tongue Thrust Video, Myofunctional Therapist：https://goo.gl/gWXbkK
- 與鼻呼吸訓練相關的Buteyko網站：http://www.buteyko.info/index.asp。
- ALF推廣網站 http://www.alforthodontics.com、http://www.bronsonfamilydentistry.com
- orthotropics網站：https://orthotropics.com
- 傑曼．拉米列茲博士的網站與著作：http://www.kidsmalocclusions.com/、*Early Treatment of Malocclusions: Prevention and Interception in Primary Dentition*

- 美國醫師菲利斯・廖（Felix Liao）的網站與其著作：http://wholehealthdentalcenter.com/、*Six-Foot Tiger, Three-Foot Cage: Take Charge of Your Health by Taking Charge of Your Mouth*
- 脊骨牙醫學網站http://www.chirodontics.com/home.htm
- 傑洛德・史密斯博士（Dr. Gerald H. Smith）網站：http://www.icnr.com/about.html
- 蘇菲・曼佐博士網站：https://elizabethmenzel.de
- 達拉斯・漢考克博士（Dr. Dallas Hancock）與佛羅倫斯・巴柏—漢考克博士網站：http://hancockclinic.com/
- Young Jun Lee, Joo Kang Lee, Soo Chang Jung, Hwang-woo Lee, Chang Shink Yin, and Yong Jin Lee. Case Series of an Intraoral Balancing Appliance Therapy on Subjective Symptom Severity and Cervical Spine Alignment. Evidence-Based Complementary and Alternative Medicine, vol. 2013.

結語

找回健康，「美」才有價值

踏入完全不拔牙矯正前，其實我在傳統矯正方面已有多年經驗。然而就在十多年前，我和臺灣一群崇尚自然醫學的牙醫師朋友到美國參訪牙科整合醫學的診所。看到從全人切入的牙科治療，我不僅深刻體會牙齒與各器官的密切關連，對於國外將牙科處置提升到對身體整體健康的關心層面，讓我不由得反思，這麼多年來的齒顎矯正，真義到底是什麼？從兒童蛀牙防治到補牙、假牙、牙周病，甚至是植牙，我無時不在思考如何把治療做到最好，讓病人能正常咀嚼、重獲健康；至於齒顎矯正，卻只是為了單純的美觀嗎？

那一趟進修可以說是我矯正生涯的轉捩點。之後我不斷進修與學習，逐漸了解到矯正不只是矯正牙齒，更是透過齒顎矯正，將身體引導回原本就該有的健康結構。儘管取的矯正資料大同小異，但我注意的細節卻不一樣，當然每個醫師都有其特定的評斷與見解，但是我相信唯有找回健康，「美」才有價值。

擺脫了拔牙優先的治療手法，轉以改善上呼吸道為目標的功能性齒顎矯正後，一些不可能由牙科醫師處理的疾病，像是鼻塞、鼻過敏、睡眠呼吸中止、偏頭痛，甚至腰痠背痛等症狀，竟然可以因為改善顎骨發育與牙齒排列而間接獲得緩解。尤其看到搭配內科醫師治療的重症病患，藉由齒顎矯正做牙弓擴張，改善身體歪斜、獲得呼吸道擴張之後，整個人變健康了，讓我對這個矯正方向愈來愈有信心。我逐漸建立起自己的獨特診療系統，甚至提升到整合調控頭顱律動與腦功能活化的齒顎矯正治療手法。一路走來雖然辛苦，但總算有點心得。

目前雖然在臨床上有了一點點成就，也藉此幫助了不少病人免於拔牙、甚至正顎手術之苦，但是仍然感到個人學識的不足之處。除了在既有的臨床技術努力精進，我也嘗試花費更多時間，將頭薦骨律動的技術整合到臨床矯正治療上。只不過，有感於自己一個人的力量實在有限；而且這樣的矯正方式，有很多新觀念需要預先建立，因為矯正醫師能幫的其實有限，很多關鍵環節需要患者認真配合，才能有所成效。這也是為什麼我常常舉辦講座或到處演講，推廣這些一般人感到陌生卻很重要的觀念。來到診所時，通常病患都已經到了健康亮紅燈的程度，或有棘手的問題待解，因此四處求助；即使我已鑽研多年，但是能力仍然有限，偶爾還是會遇到無能為力的情況。期待透過這本書，讓更多的讀者有機會了解如何預防及維護自己的健康，而不是到嚴重時才求醫。

本書能問世，首先要感謝許多臨床病人的支持、認同與配合，才能讓診療的效果得到這麼大的肯定。其次，要感謝的是我診所醫療團隊的努力。多年來，很多資深助理跟著我一步一腳印，看著我最早進診所、最晚離開，還要騰出時間讀書、寫書、辦講座、辦課程或上媒體。當然，最後也是最重要的，就是要感謝我家人的包容，特別是我的太太。她除了要顧好家裡，還要協助診所營運，甚至常常要擔心資金都投入診所後，家裡沒有多少資金可用的窘境。儘管如此，她仍然繼續支持我。

感謝陽明大學師長的支持與鼓勵，讓我再次踏入校園，進入國立陽明大學腦科學研究所博士班，期望可以更進一步探討大腦、舌頭功能及咬合不正的相關性，期望有朝一日可以發展出更加完整的口腔整合矯正治療技術，對齒顎矯正的診療方向有更多的貢獻。

不馬虎的治療

張瑋庭

大家好，我是趙醫師背後的女人。但是我不偉大，我其實幫不了他太多忙，只能盡我所能，做得到的通通包下來。不過，是「幫到忙」還是「幫倒忙」？我就不敢確定了。

以前，先生的脾氣真的是不太好，但是那種「不太好」是因為在醫療上有所堅持。助理如果沒有達到他的要求，絕對被念得滿頭包；不只這樣，有時連病人也被他念到想找個地洞鑽進去。我曾經想為此勸勸他，但是他的一句話：「醫療是一點都不能馬虎的。」讓我只好默默支持他。

說真的，先生雖然會念人，但確實沒有惡意，我能理解他那種恨鐵不成鋼的心情。因為他的自我要求很高，他認為：我這麼用心地想盡辦法給病人最好的治療品質，病人自己怎麼可以不注意身體呢？加上他特別容易心疼小孩，如果遇到牙齒蛀得亂七八糟的小病人，他一定會把父母找過來「教育」一番，還曾經因此被一位媽媽回嗆：「小孩是我的，你管那麼多幹嘛？」我過去是幼教老師，看他這麼熱心卻被如此回嗆，有點不忍地說：「孩子，真的是人家的，你該提醒的，提過就夠了。」不過那位小病人真的很可憐，父母太寵之下，以致全口嚴重蛀牙。雖然先生這樣的個性要完全改掉很難，但是現在已經收斂很多，如果讀完這本書有被念的感覺，請大家念在他「一片好心」，多多包涵了。

先生的每一項治療都非常講究。以前還常因為洗牙洗得超乾淨，得意地錄影給病人看；或者別人不做的自體移植，誇張地把智齒拔過來種門牙，甚至牙齒撞掉快兩個月，病人四處求助無門下，他還能成功把牙齒種回去……說真的，不是老王賣瓜，先生的醫療技術確實非常了得。雖然如此，在完成愈來愈多治療（尤其是牙周病）之後，他發現有些病人的身體卻是每況愈下。於是他不斷進修且做了很多整合研究與思考，甚至砸重金，添購昂貴的德國頂級 Sirona X光設備，牙材商非常稱讚先生：「趙醫師什麼設備、材料，都要用最好的。」殊不知我們接下來只能省吃儉用了。

不過，這些錢沒有白花。因為從植牙、牙周病到矯正都用得到，更重要的是他運用這些設備，有了重要的研究與發現。當然這中間難免經過胡亂砸錢的過程，譬如花了好幾百萬上了一堆課程。不過或許就是因為他學了這麼多的各方知識，才能融會貫通，有今天的成就。牙醫師的課都很貴，曾經有一個課程光第一階段三天就要十五萬。有朋友調侃我：人家診所開兩年，房子買好幾棟；你們開十幾年，小孩只能念公立，房子還得貸款二十年。我覺得公立學校沒什麼不好！房子貸款也很正常！而且我不逛街、不喝下午茶、不買名牌……目前生活中擁有的很足夠，每天帶女兒搭公車轉捷運覺得超幸福，從背影應該很難想像我是醫師娘吧？學習本來就是一種投資呀！

談到他的矯正之路，我還真是沒見過第二個像他如此投入的人。堅信矯正能促進健康的先生，可以說是一頭栽進矯正的世界。我們的家人自然擁有優先享受權——其實是當白老鼠——不過讓我佩服的是，他自己總是那第一隻白老鼠。為了學習與研究，真的是不惜血本，但是他又不願意收費太高，讓病人負擔太重，像這樣的矯正，國外收費至少五十萬起跳，不只難度與專業度更高，裝置成本也高出傳統矯正許多，不過每次他興奮地分享，有哪些矯正病人身體有了巨大改善……那種喜悅和成就感，我想應該就夠抵那些短收的費用了吧！

女兒是爸爸的寶，雖然看到爸爸的時間不多，但愛屋及烏下，女兒的同學、朋友或老師，先生都會特別幫忙，像照片的這位帥哥，其實本來是在女兒的游泳教練（綽號花枝），兩年前他提到隔年可能要結婚，可是錯咬導致臉型歪斜又戽斗，詢問先生是否可以幫忙，因為他不想開刀，也沒那麼高的預算去做正顎手術，沒想到短短一、兩年，就從花枝變成蘆洲熱炒王子，真替他開心，當然也在此特別感謝他的支持。

籌備這本書時，我真的是卯起來幫忙整理資料。除了希望能如先生所願，把一些重要觀念傳播給大家，當然也有那麼一點點私心：希望這本書能成功被推廣，讓孩子的爸爸至少假日可以回家吃晚餐。先生知道自己只有兩隻手，沒辦法幫到太多人，有些太困難的狀況可能也超過他目前的能力；所以他希望能給社會大眾正確觀念，透過預防或早期治療，提高治療的效率，因此，一直以來，除了平日看診，假日他也常常辦講座、受邀演講、辦醫師課程、讀書會……努力推廣這些觀念，希望這本書問世後，大家能夠藉此獲得正確觀念，讓趙醫師可以多些時間陪孩子。最後，謝謝大家對先生的支持，也特別感謝時報出版大力支援。期待本書能帶給讀者新知，祝大家平安喜樂！

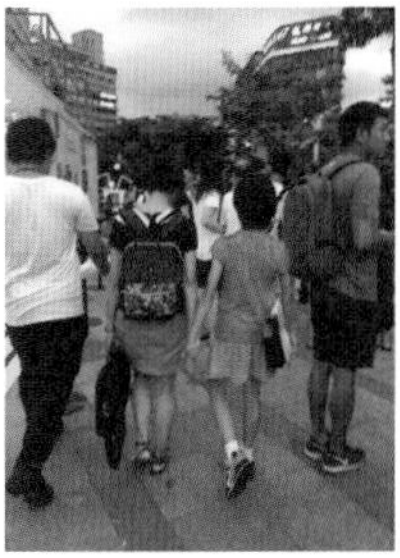

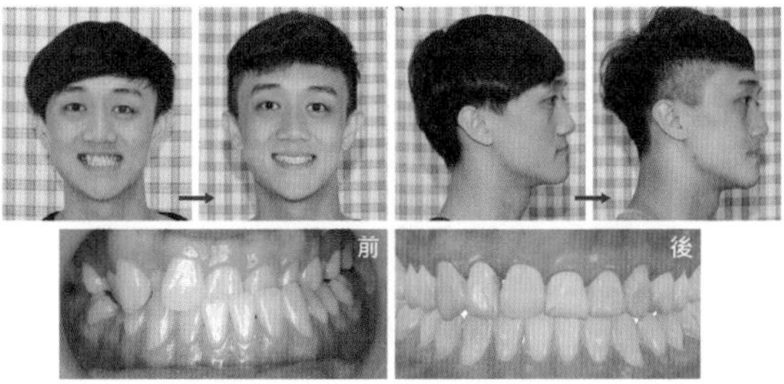

CARE系列032

矯正可以不拔牙

作　　者—趙哲暘
文稿協力—張瑋庭、蔡佩穎
主　　編—邱憶伶
責任編輯—陳劭頤
責任企畫—葉蘭芳
封面設計—FE Design 葉馥儀
插　　圖—蔡佳君
美術設計—李宜芝、黃雅藍

總 編 輯—李采洪
發 行 人—趙政岷
出 版 者—時報文化出版企業股份有限公司
一〇八〇三 臺北市和平西路三段二四〇號三樓
發行專線—（〇二）二三〇六六八四二
讀者服務專線—〇八〇〇二三一七〇五・（〇二）二三〇四七一〇三
讀者服務傳真—（〇二）二三〇四六八五八
郵撥—一九三四四七二四時報文化出版公司
信箱—臺北郵政七九～九九信箱
時報悅讀網—http://www.readingtimes.com.tw
電子郵件信箱—newstudy@readingtimes.com.tw
時報出版愛讀者粉絲團—http://www.facebook.com/readingtimes.2
法律顧問—理律法律事務所 陳長文律師、李念祖律師
印　　刷—詠豐印刷有限公司
初版一刷—二〇一七年十一月十七日
定　　價—新臺幣三六〇元
（缺頁或破損的書，請寄回更換）

矯正可以不拔牙 / 趙哲暘著.
-- 初版. -- 臺北市 : 時報文化, 2017.11
面； 公分. -- (CARE系列 ; 32)
ISBN 978-957-13-7186-3(平裝)

1.齒顎矯正　2.拔牙

416.97　　106018338

ISBN 978-957-13-7186-3
Printed in Taiwan